薬に頼らず
自分で改善！

# 女性の高血圧・高血糖・糖尿病

栗原 毅
くりはら・たけし

PHP

## はじめに

わが国の医療は大きな転換期にさしかかっています。長い間「病気になってから治療する」という受け身の医療が続いてきましたが、「病気を未然に防ぐ」時代になってきています。まさに予防医療の幕開けを迎えています。

ところが、日本では予防医療への取り組みが遅れてしまった結果、残念ながら健康であるといいきれる人はごく僅《わず》か。多少なりとも健康に不安を抱えています。まず、「自分の健康に関心を持つ」ことから始めましょう。

高血圧、糖尿病は生活習慣病の代表です。肥満・喫煙・運動不足・ストレスなどが原因ですから、それらの改善さえすればいいのです。しかし、「薬を飲んでいれば健康だ」と思い込み、生活を変えようとしない人があまりにも多い現実。薬には頼らないことです。

十年後、元気でいるためにも生活習慣の見直しをしてみませんか。「自分の健康は自分で管理して守る時代」になりました。本書にはそのヒントをちりばめていますので、ぜひ参考にしてください。

栗原 毅

『薬に頼らず自分で改善！　女性の高血圧・高血糖・糖尿病』もくじ

はじめに　1

## 第1章　女性の体に忍び寄る血圧・血糖のキケン

1　「高血圧・高血糖・糖尿病」はなぜ体に良くないのか　8
2　自覚症状がない「高血圧」を放置してはいけない　10
3　血圧は一日の中で変動し、朝に上がりやすい傾向に　14
4　高血圧の判定には自宅で測る「家庭血圧」が重要　16
5　血圧は加齢に伴って上がりやすくなる　22
6　「高血糖」とは血液中のブドウ糖が増え過ぎた状態のこと　24
7　「糖尿病」は高血糖をそのままにしていると発症する　26
8　糖尿病は「血糖値」と「ヘモグロビンA1c」で診断する　29
9　女性は「脂肪肝」から糖尿病になりやすい　32
10　血圧や血糖値は薬や病院に頼らなくても下げられる　35

# 第2章 これなら続けられる！ 薬に頼らない予防法と改善法


生活編

1 毎食簡単「主食のちょいオフ」 高血圧 糖尿病 高血糖 38
2 一日何度でも「笑う」「泣く」 高血圧 糖尿病 高血糖 40
3 一日1回「ちょい足し歩き」 高血圧 糖尿病 高血糖 42
4 一日3食、夕食は19時までに 高血圧 糖尿病 高血糖 44
5 週に二日の休肝日 高血圧 糖尿病 高血糖 46
6 睡眠前のスマホ厳禁 高血圧 糖尿病 高血糖 48
7 一日1回はストレス解消タイム 高血圧 糖尿病 高血糖 51
8 一日1回15分の温浴 高血圧 糖尿病 高血糖 54
9 冬の外出は防寒必須 高血圧 56
10 一日3回の歯磨きで歯周病対策も 糖尿病 高血糖 58
11 一日0本の喫煙＝禁煙 高血圧 糖尿病 高血糖 60

食事編

1 一日5杯の緑茶・黒豆茶 糖尿病 高血糖 高血圧 62

2 一日6gまでの塩分 高血圧 糖尿病 66
3 一日3食に「DASH食」を 高血圧 糖尿病 高血糖 69
4 一日50gの「まいたけ」 高血圧 糖尿病 高血糖 73
5 一日25gの高カカオチョコレート 高血圧 糖尿病 高血糖 76
6 一日50gまでの玉ねぎ 高血圧 糖尿病 高血糖 80
7 一日1パックのもずく酢 高血圧 糖尿病 高血糖 83
8 一日大さじ2〜3杯の酢しょうが 高血圧 糖尿病 高血糖 85
9 一日数種の抗酸化成分を含む食品 高血糖 糖尿病 88
10 一日に体重40kgの人なら200gの肉 高血圧 糖尿病 高血糖 91
11 一日1個のゆで卵 高血圧 糖尿病 高血糖 96
12 毎朝1杯のトマトジュース 高血圧 糖尿病 高血糖 98
13 一口30回のゆっくり食べ 高血圧 糖尿病 高血糖 100
14 一日小さじ1杯のオメガ3 高血圧 糖尿病 高血糖 102
15 一日100gの青魚 高血圧 糖尿病 高血糖 104
16 一日大さじ1杯の酢 高血圧 糖尿病 高血糖 106
17 大皿より一人分の盛り付けを 高血圧 糖尿病 高血糖 108

## 運動編


必読！　運動を始める前に　110

1　霜降り筋肉からの脱却　高血圧 糖尿病 高血糖　112

2　運動は腹式呼吸とセットで　高血圧 高血糖　114

3　一日3セット「ながらウォークスクワット」　高血圧 糖尿病 高血糖　115

4　一日3セット「ながらもも上げスクワット」　高血圧 糖尿病 高血糖　116

5　一日3セット「かかと落としストレッチ」　高血圧 糖尿病 高血糖　117

6　一日何度でも「胸を大きく開くストレッチ」　高血圧 糖尿病 高血糖　118

7　一日2セット「脂肪燃焼スクワット」　高血圧 糖尿病 高血糖　119

8　食前空腹時のウォーキング　高血圧 糖尿病 高血糖　120

9　一日30分の「インターバル速歩」　高血圧 糖尿病 高血糖　122


## 第3章　健康体を目指して毎日を生き生き過ごす


1　どんな環境になっても良い食事と運動を生活に取り入れる　124

2　「カロリー」は知っていても「糖質」のことは知らない人が多い　126

3 「ダイエット脂肪肝」に要注意 130
4 さまざまな合併症に気をつける 132
5 薬に頼らず生活習慣の改善を目指す 134
6 自分にとって無理なく簡単に行なえる方法を見つける 136
7 高血圧のリスクを減らす生活を実践 138
8 数値を下げるよりも健康の回復が大事 140
おわりに 142
参考文献 143

装幀デザイン 村田 隆(blue stone) ／ 写真提供 ピクスタ
本文イラスト コウゼンアヤコ ／ 編集協力 松澤ゆかり
本文デザイン・組版 朝日メディアインターナショナル株式会社

# 第1章

# 女性の体に忍び寄る血圧・血糖のキケン

# 1

# 「高血圧・高血糖・糖尿病」はなぜ体に良くないのか

毎年受ける自治体や会社などの健康診断で、「血圧が高めですね」と言われたり、「血糖値が高いですよ」「糖尿病かもしれませんね」と言われたことがある人もいるでしょう。いくつかの症状を併せ持ち、メタボリックシンドロームだと指摘されて保健指導を受けている人も多いようです。

ただし、血圧や血糖値が高いといっても自覚症状があるわけではありません。そのため、「これは大変だ」と危機感を覚えて、すぐに血圧や血糖値を改善しようと行動できる人はあまりいないようです。おそらく多くの人はそのままにしてしまい、翌年の健康診断でまた同じことを言われているのではないでしょうか。私のクリニックに来る患者さんにもそういう人が少なくありません。

血圧が高いと「高血圧」につながります。また、血糖値が高いと「高血糖」を経て「糖尿病」へと進行するリスクがあります。生活習慣病である「高血圧」「糖尿病」

は、自分で生活を改めなければ少しずつ進行していきます。

しかも、「高血圧」と「糖尿病」は相互に関連し合うことがわかっています。高血圧の人は糖尿病になるリスクが大きく、その一方で、糖尿病の人は血圧が高いケースが多いのです。

「高血圧」や「糖尿病」の怖いところは、症状が進行すると血管にダメージを与えるため、「動脈硬化《どうみゃくこうか》」が起きやすくなってしまうことです。「動脈硬化」になれば血流が悪くなり、血管が詰まったり破れたりして「脳卒中」や「心筋梗塞《しんきんこうそく》」などを起こしてしまうこともあります。「高血圧」と「糖尿病」を併発している人は、これらの重大な病気を引き起こすリスクを抱えています。

命に関わる重大な病気を招かないためにも、私のクリニックを訪れる「高血圧」「高血糖」「糖尿病」の患者さんには、生活習慣を改めて症状を改善するような指導を行なっています。

# 2 自覚症状がない「高血圧」を放置してはいけない

「最近、血圧が高くなった」「私は低血圧で……」というように、私たちは普段からよく「血圧」という言葉を使います。その「血圧」とは何でしょうか。

私たちの心臓は、全身に血液を循環させるために休みなく収縮運動を繰り返しています。心臓から送り出された血液が血管の中を流れるとき、血管の壁にかかる圧力のことを「血圧」といいます。血管を流れる血液の量が増えたり、血管の内部が狭くなり血液が流れにくいと、血液を循環させるためにより大きな力が必要となるので「血圧」が上がります。

血圧が上がる原因は生活習慣やストレス、遺伝的要因などさまざまです。良くない生活習慣による高血圧の原因には主に次の二つがあります。

一つめは「塩分」です。食事で塩分を取り過ぎると血液中の塩分濃度が上がり、塩分濃度を下げるために体の組織から血液に水分が取り込まれます。塩分の多い食事の後でのどが渇いて水を飲みたくなるのは、体が水分を必要としているからです。血液が水分を取り込むことで血液の量が増加。血液を送り出すために、より大きな力が血管壁にかかることになり、血圧が上がってしまいます（左図参照）。また、血液中の塩分濃度が上がることで塩分が血管壁に入り込み、血管壁を収縮させることも血圧が上がる原因になるのです。

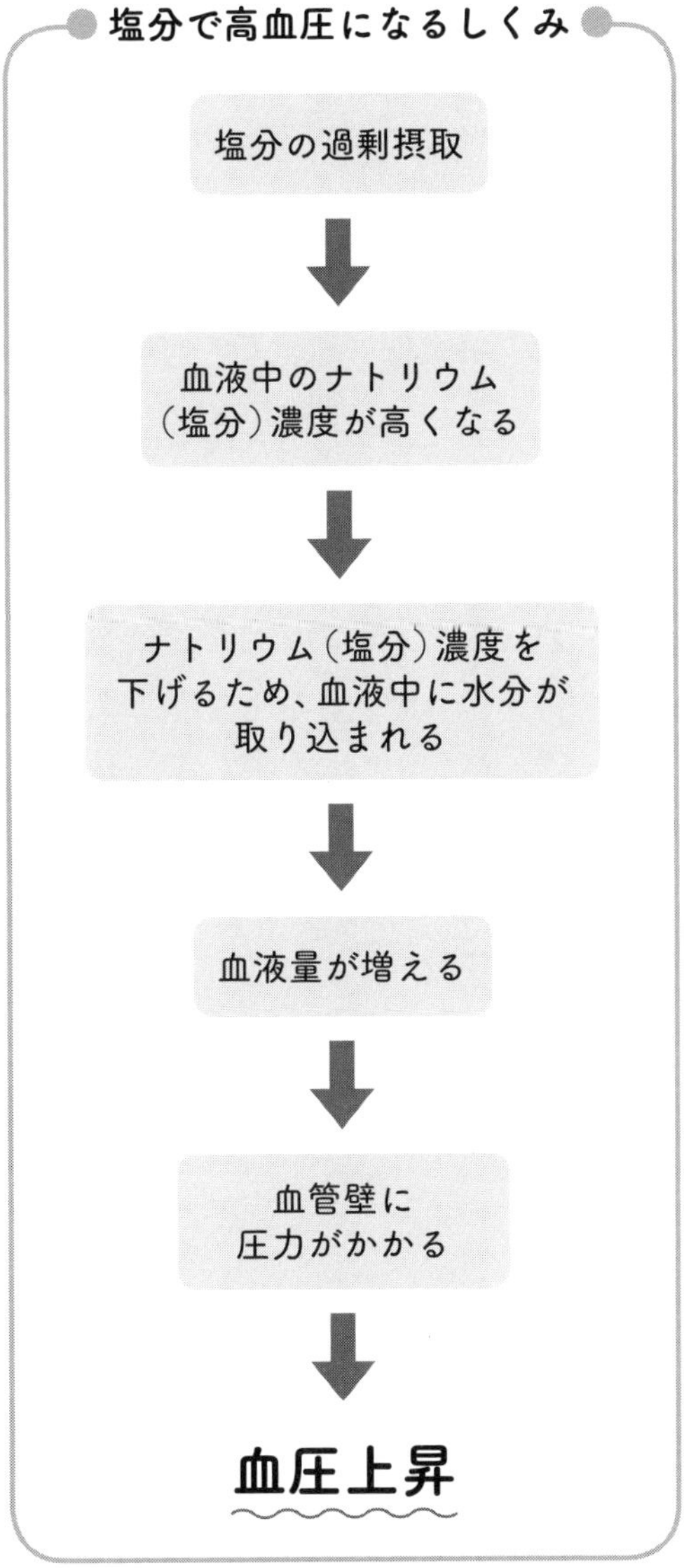
塩分で高血圧になるしくみ
塩分の過剰摂取
血液中のナトリウム（塩分）濃度が高くなる
ナトリウム（塩分）濃度を下げるため、血液中に水分が取り込まれる
血液量が増える
血管壁に圧力がかかる
血圧上昇

二つめは「肥満・糖尿病」です。肥満や糖尿病になることで血液中に中性脂肪や血糖が増え、血液が粘着質のドロドロした状態に。血液が血管内をスムーズに通らなくなり、強い力をかけないと血液を押し出せないため血圧が上がってしまいます。

さらに、内臓脂肪細胞から分泌される物質によって交感神経が刺激され、血管の収縮が起こることでも血圧が上がるのです。

ではなぜ、「高血圧」が良くないのでしょうか。それは、血圧が高いということは血管の壁に常に強い圧力がかかることになるからです。強い圧力のせいで血管が傷みやすくなって、しなやかさが失われていきます。次第に血管の傷んだ部分にコレステロールが付着していき、血管の壁が厚みを増して硬くなります。血管の内側が狭まるため血流が滞りがちになり、やがて動脈硬化に移行してしまうのです（左図参照）。

動脈硬化を起こした場合は、命に関わる脳卒中や心筋梗塞に突然、見舞われるリスクが高まるばかりではなく、次第に腎機能が低下して腎不全になってしまうケースもあります。ところが、「高血圧」はほとんどの人に自覚症状が出ないため、改善や治療を行なわないでそのままにしてしまう人がほとんどです。重大な病気を防ぐためにも血圧を下げることが重要になります。

## 高血圧から動脈硬化が生じるプロセス

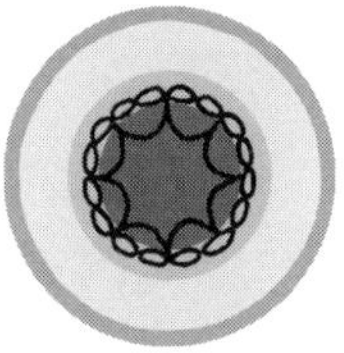

高血圧になると、血管の内壁に強い圧力がかかるようになる。

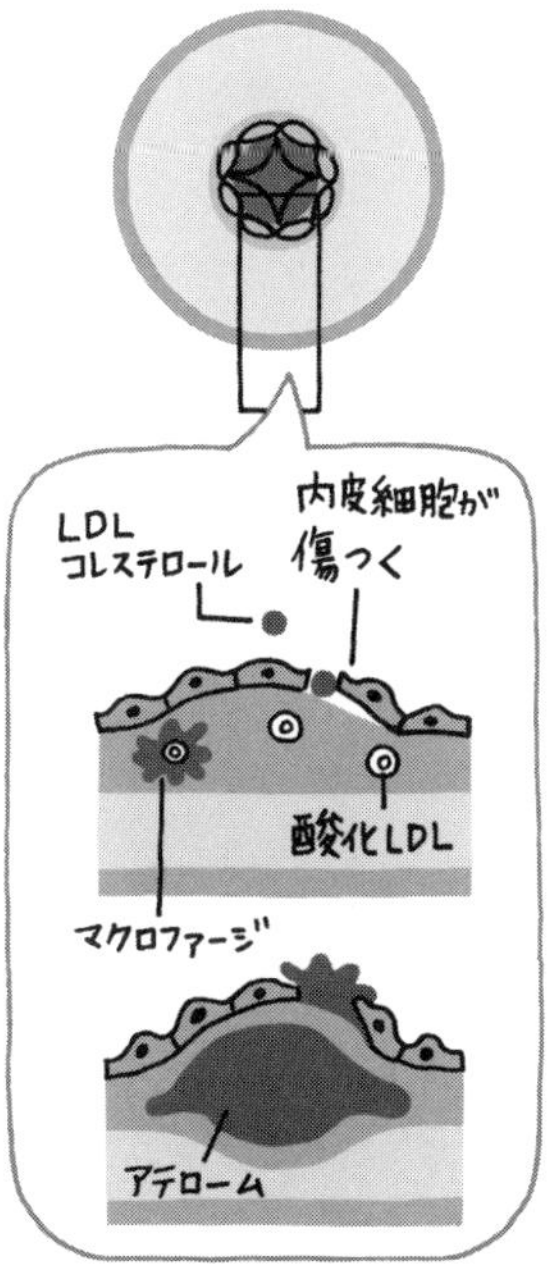


長年、強い圧力がかかった状態が続くと、血管の内壁が圧力に耐えるために硬く厚くなり動脈硬化に。血管内部が狭まるためさらに血圧が上がる。

内皮細胞が傷つけられて、血管壁内部に侵入したLDLコレステロールが酸化LDLに変わる。白血球の一種であるマクロファージが酸化LDLを取り込み、泡状の泡沫細胞に変化する。

泡沫細胞は血管の中で炎症反応を起こしてアテロームというドロドロの塊になり、血管内部がさらに狭くなる。

## 3

# 血圧は一日の中で変動し、朝に上がりやすい傾向に

血圧は一日の中でも時間帯によって変化があります。自分がどんな動作をしていたかなどによっても変動します。一般的に、日中、活動をしていると血圧が高くなり、夜寝ているときは血圧が低くなります。

季節によっても血圧は変動します。寒い冬は血管も収縮するため血圧が上がります。一方、夏は汗をかいて体の水分が不足し、血液中の水分も減少。血液がドロドロ状態になるため、やはり血圧が上がってしまうのです。夏は熱中症対策だけでなく高血圧予防のためにもこまめな水分補給が必要だといえます。

自律神経も血圧と関連していて、交感神経は血圧を上げる働きがあり、副交感神経は下げる働きがあります。そのため、ストレスを感じたときや運動したときなどは交感神経が優位になって血圧が上がります。反対にリラックスしているときには副交感神経が優位になり、血圧が下がるのです。

一日の中で血圧が急に上がりやすく注意が必要なのは、朝、起きたときです。体を活動させようとして交感神経が働き、心臓から送られる血液の量も増えるため、血圧が上がります。

それに加えて血圧を上昇させる「寒さ」や「トイレでいきむこと」などが重なると、血圧が急上昇することがあります。高血圧の人はもともとの血圧が高いので、朝はさらに血圧が上がる可能性があるのです。これを「早朝高血圧」と呼ぶこともあります。「早朝高血圧」が起きた場合、動脈硬化が悪化したり、脳卒中、心筋梗塞になるリスクも高まってしまいます。

朝、血圧の急上昇を抑えるためには、目覚めたときにすぐに起き上がらないように気をつけます。ふとんの中で深呼吸を5回ぐらいしてから、ゆっくりと起き上がる習慣をつけるといいでしょう。

ほかにも食事のときには血圧が上がり、食べ終わると下がります。対人関係や仕事などでストレスや緊張を感じたときも血圧が上昇します。怒りを感じて大声を出すようなことがあれば、やはり血圧は上がってしまいます。

# 4 高血圧の判定には自宅で測る「家庭血圧」が重要

血圧の数値は「上が１２０で下が80（１２０／80㎜Hg）」というように、上と下の二つの数値で表わします。心臓が収縮して血液を血管に送り出すとき、血管に最も強い圧力がかかります。これが収縮期血圧（最高血圧）で「上の血圧」に相当します。そしていったん収縮した心臓は、今度は膨らんで血液を取り込み、血管にかかる圧力は最も低い値に。これが拡張期血圧（最低血圧）で「下の血圧」といわれています。

血圧はさまざまな条件によって変動します。自宅で測る「家庭血圧」の数値と、病院で測る「診察室血圧」の数値が異なることもあります。私のクリニックに来る患者さんの中にもいるのですが、自宅にいるときは血圧が正常なのに、医師や看護師などを前にすると緊張して血圧が上がってしまうのです。これを「診察室高血圧」といいますが、診察室高血圧だけでは高血圧だとは判定されません。

## 最高血圧と最低血圧

### 収縮期血圧（最高血圧）

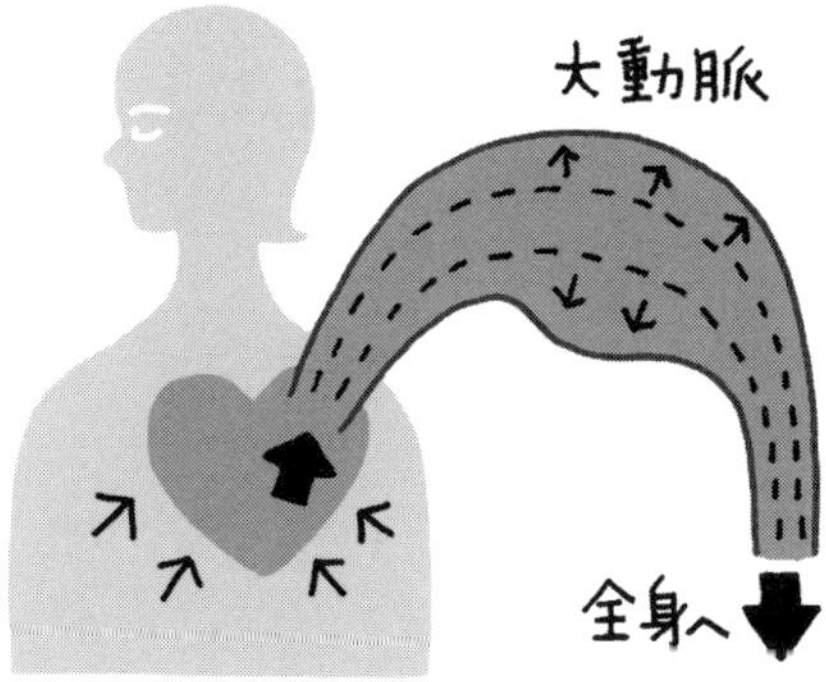


心臓が血液を送り出そうと収縮したときに大動脈にかかる圧力。血管が膨らみ、最も強い圧力がかかる。

### 拡張期血圧（最低血圧）

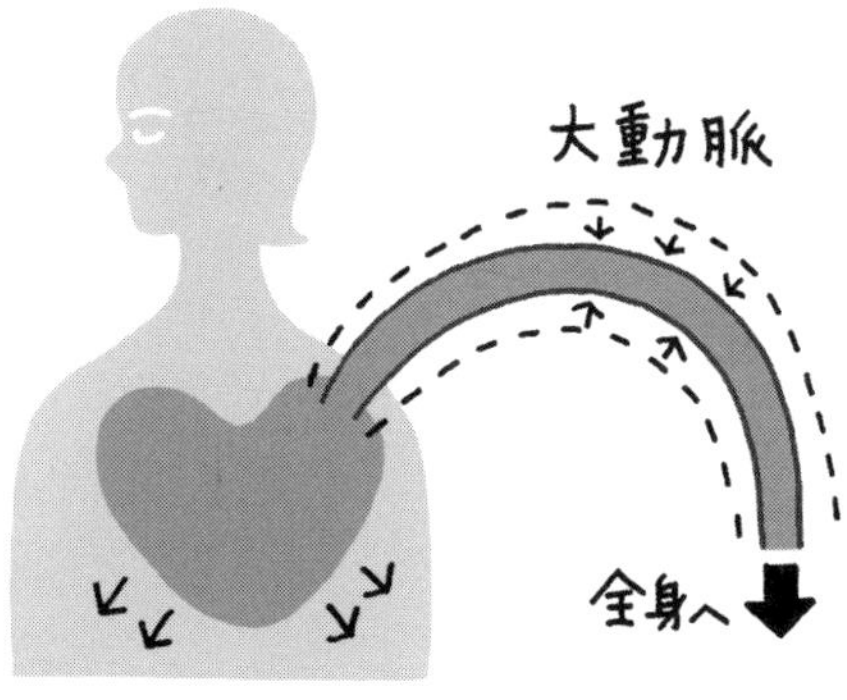


心臓の筋肉が緩んで広がり、膨らんだ大動脈が元に戻るときの大動脈の圧力。このときの圧力は最小に。

「高血圧治療ガイドライン２０１９」に示された家庭血圧と診察室血圧の「正常値」と「高血圧と判定される数値」は左図の通りです。正常な家庭血圧は「収縮期血圧が１１５㎜Hg未満で拡張期血圧が75㎜Hg未満」の場合です。「高血圧」だと判定されるのは家庭血圧が「収縮期血圧が１３５㎜Hg以上」または「拡張期血圧が85㎜Hg以上」のとき。どちらか一方がこの数値以上になると「高血圧」と診断されます。診察室血圧は家庭血圧よりもそれぞれ５㎜Hg高く設定されています。

今回のガイドラインでは、高血圧の判定のときに診察室血圧よりも家庭血圧を優先する方針となりました。最新の研究で、脳卒中や心筋梗塞などの発症を予測するには、家庭血圧のほうが診察室血圧よりも優れていることがわかってきたからです。

高血圧の中には、収縮期血圧だけが高いケースもあります。収縮期血圧と拡張期血圧の差を「脈圧」といいますが、脈圧の目安は40～60。脈圧が60以上の場合は、血管が血液の量に合わせて十分に収縮できない状態だと考えられます。この場合も動脈硬化が進まないように気をつけなければなりません。

## 血圧の正常値と高血圧と診断される数値

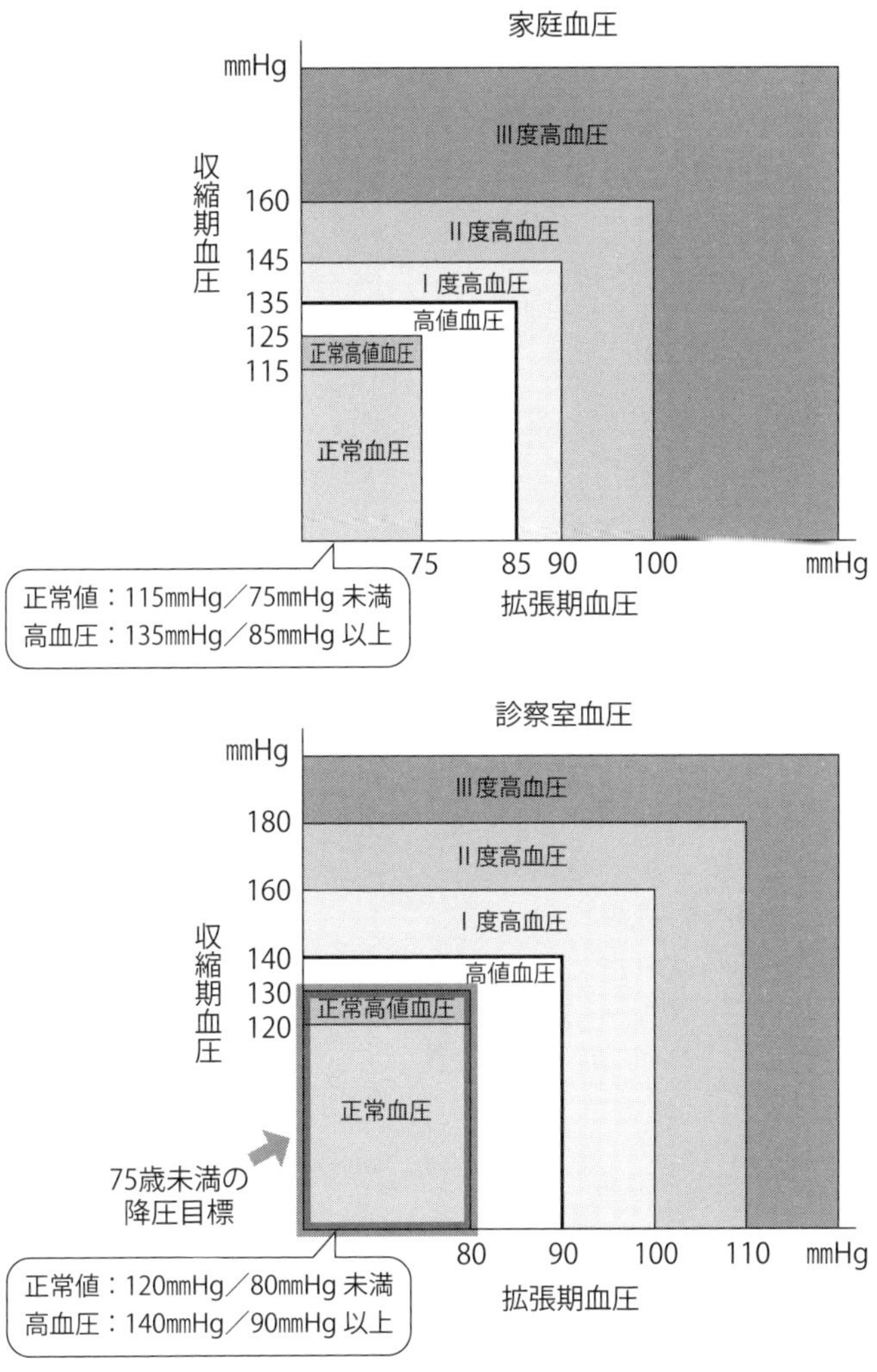


出典：日本高血圧学会「高血圧治療ガイドライン2019」を基に作成

血圧を正しく把握するためには、家庭で毎日、血圧を測ることが重要です。近年は家庭血圧計が普及してきたため、多くの人が家庭でも自分で「家庭血圧」を測れるようになりました。

家庭血圧は一日2回測ります（左図参照）。

1回めは朝、起きて排尿を済ませて朝食前、2回めは夜、食事、入浴、排尿を済ませた就寝前に測ります。1、2分ほど安静にしてからリラックスして測ることが大事。朝晩それぞれ2回測って2回の平均の数値が血圧値になります。数値は血圧手帳などに記入しておくとよいでしょう。病院では高血圧の診断の際に、家庭血圧の5〜7日程度の平均値を使うことが多いです。

人によっては「診察室高血圧」とは逆に、病院で測るよりも自宅で測るほうが血圧が高い場合があり、これを「仮面高血圧」といいます。「仮面高血圧」には、朝に血圧が高くなる「早朝高血圧」（15ページ参照）や、夜に血圧が高くなる「夜間高血圧」などがあります。

また、仕事中やストレスを感じたときに血圧が上がる場合があるため、そのときにも測ってみましょう。どの時間帯でも正常値かどうかを確認することが大事です。

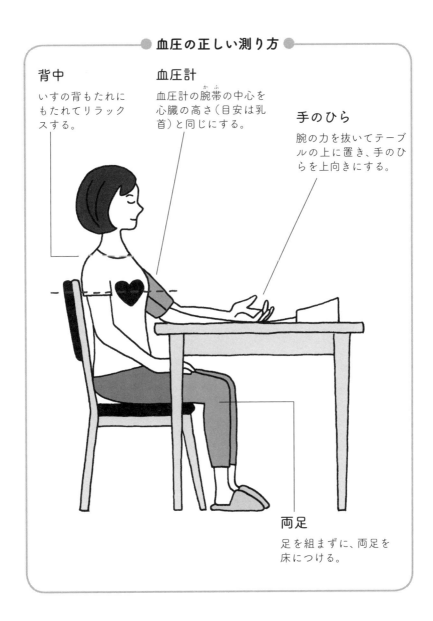

## 血圧の正しい測り方

**背中**

いすの背もたれにもたれてリラックスする。

**血圧計**

血圧計の腕《か》帯《ふ》の中心を心臓の高さ（目安は乳首）と同じにする。

**手のひら**

腕の力を抜いてテーブルの上に置き、手のひらを上向きにする。

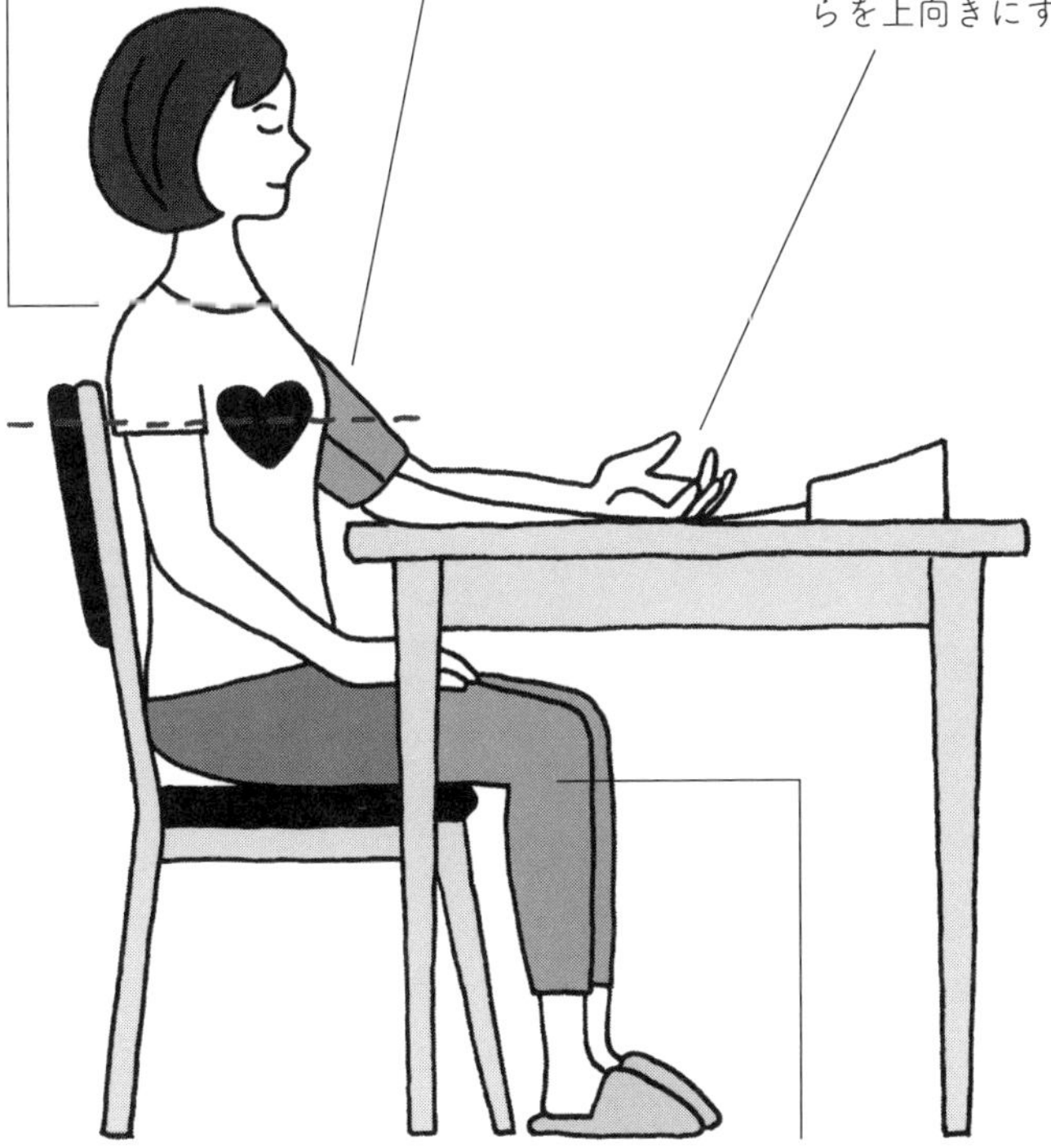

**両足**

足を組まずに、両足を床につける。

# 5 血圧は加齢に伴って上がりやすくなる

女性は、若い頃は血圧が低めのケースが多く、「私は低血圧だ」「高血圧なんて私には関係ない」と思っている人もいるかもしれません。しかし、若い頃は低血圧の人も、加齢とともに高血圧になる可能性があります。

40歳を過ぎると男女ともに血管が次第に老化していき、血管の壁が厚く硬くなって血圧が上がる傾向に（左図参照）。さらに運動不足や肥満などの要因も加わると、血圧の上昇に拍車がかかってしまいます。

女性の場合、更年期にも注意が必要です。更年期は女性ホルモンの「エストロゲン」が減少し、動悸《どうき》やめまい、ほてりなどの症状が現れますが、血圧をコントロールする自律神経も乱れるため、血圧が不安定で変動が大きくなるのです。

更年期の症状である頭痛やめまいに伴って血圧が上がったり、イライラした気分のときに血圧が上がることも。この時期の女性は親の介護や子どもの進学など、環境の変化に直面することが少なくありません。不安やストレスを感じて血圧が上がってしまうこともあります。

　更年期を迎えて血圧が不安定だと感じたときには、早めに受診しましょう。朝と夜の定期的な家庭血圧の測定に加えて、頭痛やめまいなどが起きたときの血圧を測って記録しておくことも大事です。自分の血圧の変動パターンを知ることができ、診断にも役立ちます。

**女性の収縮期（最高）血圧の年代別平均値**

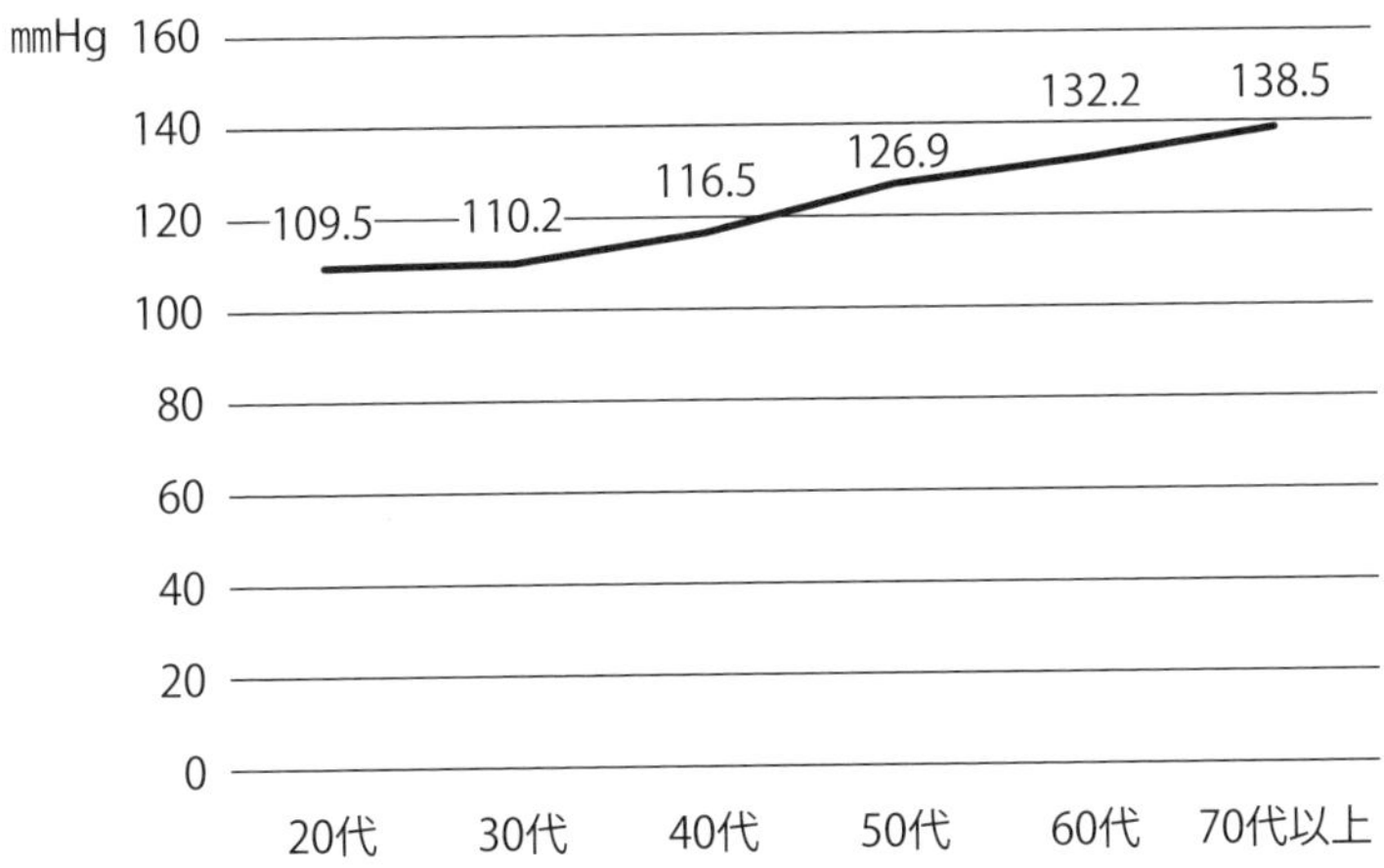


血圧は年齢とともに上昇傾向にある
出典：「平成30年国民健康・栄養調査」を基に作成

# 6

# 「高血糖」とは血液中のブドウ糖が増え過ぎた状態のこと

私たちは食事によって三大栄養素である「糖質・たんぱく質・脂質」を体内に取り込み、それをエネルギー源として生きています。このうち「糖質」はご飯、パン、砂糖、果物《くだもの》などに含まれている栄養素です。糖質は胃や腸で「ブドウ糖」に分解されて血液に入ります。この血液中のブドウ糖（血糖）の濃度を「血糖値」といいます。

食後に「血糖値」が上昇すると、すい臓から分泌される「インスリン」というホルモンの働きで、血液中のブドウ糖は全身の細胞に届けられます。細胞に取り込まれたブドウ糖は、私たちが活動するときのエネルギー源に。また、血液中に余ったブドウ糖は、インスリンの働きで肝臓や筋肉に蓄えられます。健康な人の場合は食後に血糖値が上がっても適切な分量のインスリンが分泌されるため、やがて血糖値は正常値に戻りますが、糖質の多い食事をしていると、血液中にブドウ糖が増え過ぎてしまい、インスリンの分泌が追いつかず血液中のブドウ糖が必要以上に増えたままの状態に。

これが「高血糖」。「高血糖」は自覚症状があまりないので、運動不足や糖質の多い食事などの良くない生活を改めずに放置しがち。やがて「糖尿病」に進行してしまいます。また、「高血糖」の人の中には、食後にだけ血糖値が急上昇する「食後高血糖（血糖値スパイク）」のケースがあり、これを繰り返していくうちに、次第に空腹時の血糖値も上昇し、「糖尿病」になるおそれも。空腹時に受けた健康診断で「正常値」だとしても、日頃から糖質摂取が多い人は要注意です。

## 女性のための糖尿病チェックシート

下記の項目で、1つでも当てはまるものがあれば糖尿病の可能性があります。

- □ 過去1年で５kg以上体重が増えた。
- □ 普段からほとんど運動しない。
- □ 肥満気味である（ＢＭＩ*が23以上）。
  ＊ＢＭＩ……39ページ参照
- □ 家族、親せきに糖尿病の人がいる。
- □ 妊娠中に妊娠糖尿病を疑われたことがある。
- □ 3500ｇ以上の赤ちゃんを産んだことがある。
- □ 毎日の生活でストレスを感じることが多い。
- □ 食事で糖質（炭水化物）の割合が多い。
- □ 疲れやすい。
- □ 膣《ちつ》カンジダや膀胱炎《ぼうこうえん》を何度も発症したことがある。

# 7

# 「糖尿病」は高血糖をそのままにしていると発症する

「高血糖」の状態をそのままにしていると、インスリンの分泌がうまくいかなくなり、やがて「糖尿病」に進行してしまうことが多いです。「糖尿病」になると血流が悪くなり、血管が傷ついて動脈硬化のリスクが高まります。動脈硬化から脳卒中や心筋梗塞になるおそれもあるのです。糖尿病になったとき、インスリンの分泌にどんな問題が起きるのでしょうか。インスリンが十分に働かなくなる理由は二つあります。

一つめは「インスリンの分泌不足」です。普段から糖質がたくさん含まれたご飯やお菓子などをたくさん食べる人に多くみられます。糖の摂取量が多いので血液中に糖が増えてインスリンが大量に必要となります。この状態が続くことで、インスリンを作っているすい臓が疲弊してインスリンを作れなくなり、インスリンの分泌不足に陥ってしまうため血糖値が上昇するのです。

二つめは「インスリン抵抗性」です。内臓脂肪型肥満でおなかが出ている人に多くみられます。インスリンは十分に作られていても、内臓脂肪からインスリンの働きを低下させる物質が分泌されて、インスリンの効き目が落ちて血糖値が上がります。

糖尿病のうち、このような糖質の取り過ぎや肥満、運動不足、遺伝などが関連しているものは「2型糖尿病」と呼ばれ、日本の糖尿病の患者の約9割を占めます。**本書で「糖尿病」という言葉を使うときは「2型糖尿病」のことを表わします。**「糖尿病」はほかにも種類があり、生活習慣とは関係なく自己免疫障害が原因で起こる「1型糖尿病」、妊娠中に発症する「妊娠糖尿病」などがあります。

**インスリンの働き3つの状態**

**インスリンが正常**

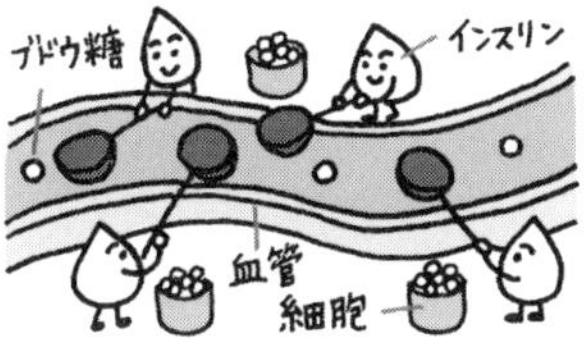


インスリンの量が十分で働きも良いので、血液中のブドウ糖は全身の細胞に取り込まれて、エネルギーとして利用される。

**インスリンの分泌不足**

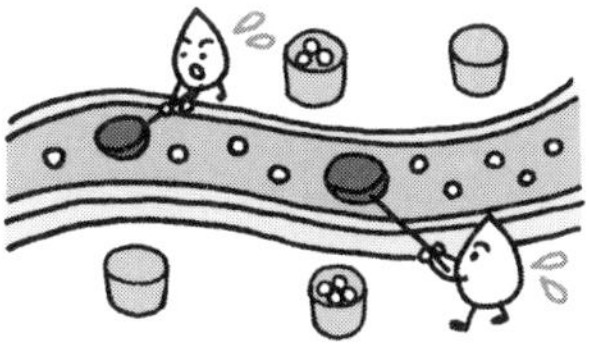

インスリンの量が不足して、血液中のブドウ糖が細胞に取り込まれなくなり、血糖値が上がる。

**インスリン抵抗性**

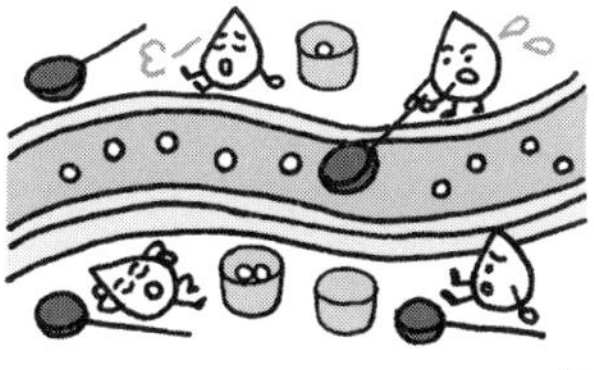

インスリンは分泌されているが働きが悪いため、血液中のブドウ糖が細胞に取り込まれず血糖値が上がる。

糖尿病は初期には自覚症状が出ることは少なく、健康診断で「血糖値がかなり高い」「糖尿病予備軍かも」と言われても、あまり危機感を持てず、そのままにしてしまう人が多いのですが、この時点で治療や生活の改善に取り組むことが重要です。自覚症状が現われたときには、糖尿病の症状がかなり進んでしまっていることがあるからです。いつも倦怠感があり疲れやすい、のどが渇いて水をたくさん飲む、排尿回数や量が増える、たくさん食べてもやせていくなどの自覚症状が現われたときにはすぐに受診しましょう。また、糖尿病はさまざまな病気につながることがあります。「歯周病」「感染症」「がん」などを引き起こすきっかけになったり、重い合併症になることも。気をつけなくてはいけない合併症に次の三つがあります。

**・糖尿病網膜症**

目の網膜の血管がもろくなり、網膜剥離が起こりやすく、失明につながることも。

**・糖尿病腎症**

腎臓の老廃物をろ過する機能が低下し、腎不全で人工透析が必要になることも。

**・糖尿病神経障害**

痛みやしびれを感じなくなり、けがややけどに気がつかず治療が遅れる原因に。

# 8 糖尿病は「血糖値」と「ヘモグロビンＡ１ｃ」で診断する

糖尿病の診断では、「血糖値」とともに「ヘモグロビンＡ１ｃ」が使われます。赤血球の成分であるヘモグロビンのたんぱく質は、血液中のブドウ糖と結合しやすい性質があります。血液中に過剰なブドウ糖があると、ヘモグロビンのたんぱく質と結びついて「ヘモグロビンＡ１ｃ」に。では、「血糖値」と「ヘモグロビンＡ１ｃ」はどう違うのでしょうか。

まず「血糖値」は、その時点での血液中のブドウ糖の濃度を表わします。空腹時には低く、食事をすると上昇して、食後、数時間経つと下がる、というように食事によって変動します。健康診断の数日前から摂生をすれば、健康診断のときは血糖値が下がるかもしれませんが、その後で食べ過ぎれば、また血糖値は上がってしまいます。

それに対して「ヘモグロビンＡ１ｃ」は過去一、二カ月の平均した血糖の状態を表わす数値です。「ヘモグロビンＡ１ｃ」はヘモグロビン全体に占める割合（％）で示します。一カ月以上、同じ数値が続くため、普段の血糖の状態を知ることができて糖尿病の早期発見にも役立っています。

「糖尿病」の診断で使われるのは、血液検査の「空腹時血糖」と「ヘモグロビンA１c」の二つの項目です。

「空腹時血糖」は10時間以上絶食した後、空腹で血糖値が最も下がった状態で採血。１１０㎎／dℓ未満が正常値で、１２６㎎／dℓ以上のときは糖尿病と診断されて再検査を受けることになります。

**血糖値検査の結果から糖尿病かどうかを判定**

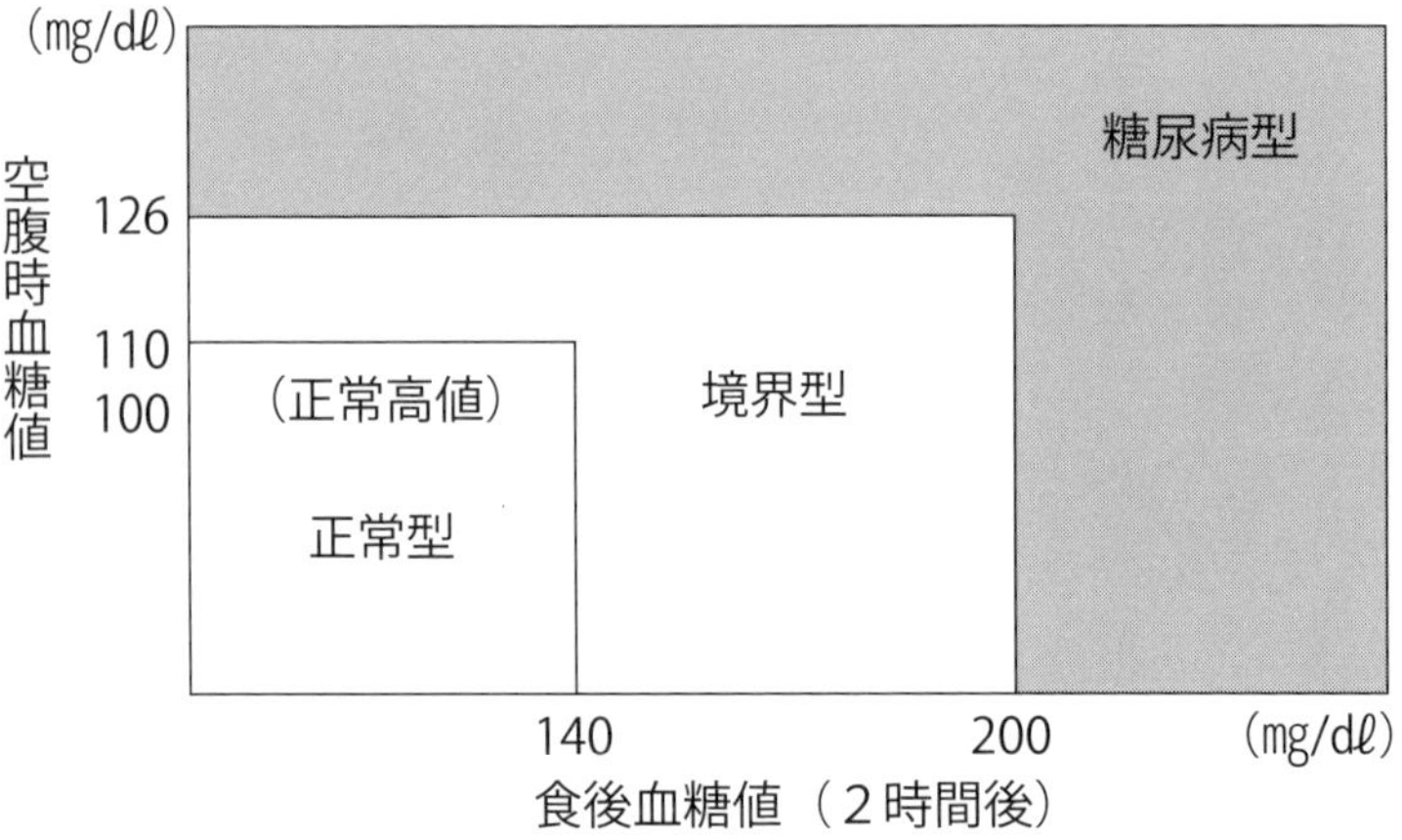

再検査では「ブドウ糖負荷試験」が行なわれます。やり方は空腹時に75ｇのブドウ糖が入った水を飲み、30分後、1時間後、1時間半後、2時間後の4回採血を行なって血糖値の変動を調べます。

この検査を行なうと、糖尿病の人は血糖値が大きく上昇し、時間が経っても血糖値が下がらないことが多いです。2時間後の血糖値が200㎎／dℓの場合は糖尿病だと判定されます。140㎎／dℓ以上200㎎／dℓ未満であれば「境界型」で、三～六カ月後に再度、ブドウ糖負荷試験を行ないます。

**ヘモグロビンA1cの状態でわかる血糖コントロールの状態**

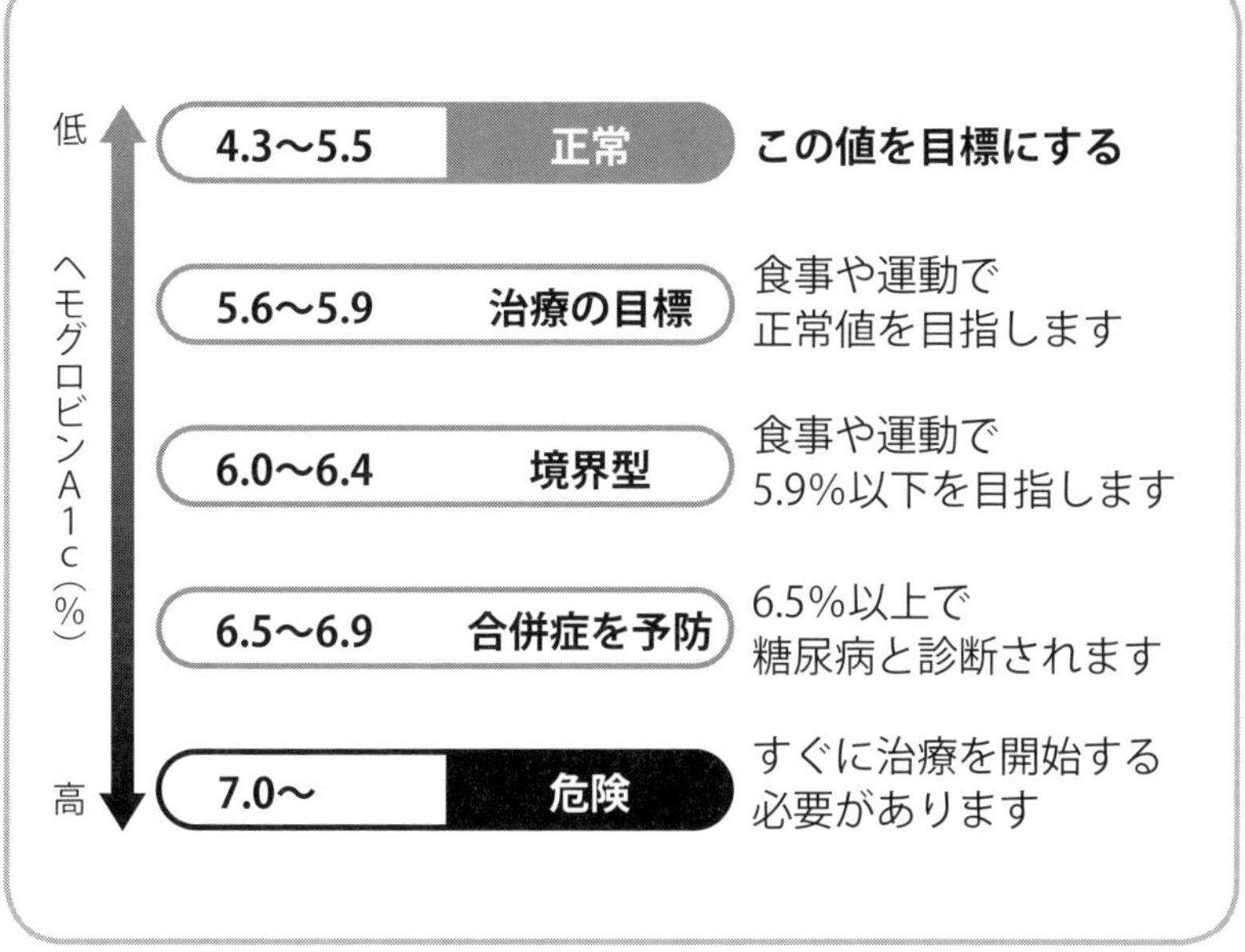

# 9 女性は「脂肪肝」から糖尿病になりやすい

食事で糖質を摂《と》り過ぎると、体に中性脂肪がたまってしまいます。中性脂肪はエネルギー源として体に必要なのですが、多過ぎる中性脂肪は「皮下脂肪」や「内臓脂肪」として蓄えられて肥満の原因になることもあります。さらに、「皮下脂肪」や「内臓脂肪」として使われても、使いきれずにまだ中性脂肪が余っているときには、第三の脂肪といわれる「異所性脂肪」になります。「異所性脂肪」とは、本来はたまるべきではない肝臓、脾臓《ひぞう》や筋肉などにたまってしまった脂肪です。

肝臓にたまった「異所性脂肪」は「脂肪肝」を引き起こす原因に。「脂肪肝」というと太っていてお酒を飲み過ぎる男性が発症する病気だと誤解している人が少なくありません。しかし、やせていても女性でも「異所性脂肪」が多い人は脂肪肝になるリスクが高いといえます。

女性ホルモンの「エストロゲン」には「異所性脂肪」がつくのを抑える効果があり

ます。ところが女性は40代後半になって閉経が近づくと「エストロゲン」が減少。そのせいで女性は閉経の頃から肝臓に「異所性脂肪」がたまりやすくなり、「脂肪肝」が増えていきます。

私は長年、肝臓の治療をしてきましたが、そこでわかったのは「脂肪肝」が原因で「糖尿病」を発症するケースが多いことです。「脂肪肝」になると肝臓の働きが悪くなり、「血液中のブドウ糖を蓄える」という肝臓の機能が落ちてしまいます。そのため、肝臓で蓄えるはずのブドウ糖が血液中に移動して血糖値が上がってしまうのです。「脂肪肝」も糖尿病と同じように自覚症状が見られない疾患です。健康診断の血液検査のＡＬＴ、ＡＳＴ、γ-ＧＴＰの値を指標にして脂肪肝かどうか調べます。

・ＡＬＴ……肝臓に多く含まれる酵素です。アミノ酸を作るときに使われます。肝臓の細胞が壊されると細胞の中のＡＬＴが血液中に放出されます。肝臓の細胞が多く破壊されているほど、血液中のＡＬＴの値が高くなります。

・ＡＳＴ……肝臓や筋肉などに含まれている酵素で、アミノ酸を作るときに使われます。肝臓や筋肉などの細胞が壊されるとＡＳＴが血液中に放出されてＡＳＴの値が高くなります。ＡＬＴとの比較で肝機能の状態を推測します。

・γ－GTP……たんぱく質を分解、合成する酵素で肝臓に含まれています。ストレスを受けたりアルコールを飲み過ぎると増えて血液中に放出されます。ALT、ASTとのバランスでアルコール性肝障害を診断するときに使います。

脂肪肝を防ぐために、私はALT、ASTの数値を「16IU／ℓ以下」になるように患者さんに指導しています。ALT、ASTが17IU／ℓ以上になると脂肪肝になり始めて、それに伴って血糖値も上がるからです。私が患者さんを診察するときに、目安にしている独自の指標は次の通りです。

## ALT、AST、γ-GTPの基準値

**ALT（GPT）**
理想値
**16 IU／ℓ以下**
要注意　17～30 IU／ℓ
脂肪肝　31 IU／ℓ以上
一般的な基準値
10～30 IU／ℓ

**AST（GOT）**
理想値
**16 IU／ℓ以下**
要注意　17～30 IU／ℓ
脂肪肝　31 IU／ℓ以上
一般的な基準値
10～30 IU／ℓ

**γ－GTP**
理想値
**男性50 IU／ℓ以下**
**女性30 IU／ℓ以下**

# 10 血圧や血糖値は薬や病院に頼らなくても下げられる

高血圧の人が病院で「血圧を下げる薬」を処方されたり、高血糖や糖尿病の人が「血糖値を下げる薬」「インスリンの分泌を促す薬」などを処方されるケースがあります。薬を服用すれば検査数値は下がるかもしれませんが、治療効果は期待できないと私は思っています。患者さんの中にも「薬を飲めば数値が下がるだろう」と考える人が少なくありません。薬をもらうために受診する人もいます。しかし、薬は血圧や血糖値を下げるだけの対症療法にすぎないのです。

高血圧の人が糖尿病を併発している場合も多く、薬を何種類も飲んでいる人がいます。たくさんの種類の薬を服用していることを「多剤併用」といいますが、一度に何種類もの薬を飲んでいれば、それぞれの薬が作用し合う相互作用が起きて、副作用が出ることを知っておいてほしいのです。そして、その副作用の症状に対して新たに薬が追加されることもあります。

薬に頼らずに、高血圧や糖尿病、高血糖などを引き起こしている原因を見極め、根本的な部分を改善しないと病気は治りません。日頃の運動不足や食べ過ぎなどの好ましくない生活習慣が積み重なって血圧や血糖値を上昇させているのです。これらの疾患を治すためには、生活の改善に積極的に取り組むことが必要です。その基本となるのは運動することと食生活の見直しです。そうしないと、症状が改善しないばかりか、逆に進行してしまうおそれもあります。いつまでも薬を飲み続けることになってしまいます。

きちんと生活の改善に取り組めば、血圧や血糖値を下げることができます。薬を飲んでいた人も、薬の量を減らしたり飲まなくて済むようになったりします。動脈硬化や脳卒中、心筋梗塞などを防ぐことにもつながるのです。

本書では第2章で、体に良い生活習慣やおすすめの食材、毎日続けられる運動などについて取り上げます。どれも簡単に実践できる内容です。私のクリニックでも患者さんへの指導に取り入れていて、多くの患者さんの血圧や血糖値が下がり、薬を飲まなくてもいい状態まで回復している人も多くいます。第3章では、健康に自信をなくしがちな年代に向けて、生き生きした生活を送るためのアドバイスをしています。

# 第2章

# これなら続けられる！薬に頼らない予防法と改善法

# 1 毎食簡単「主食のちょいオフ」

高血圧 糖尿病 高血糖

体重が増えて肥満になるとき、短期間に急に体重が増加することもありますが、何年にもわたって少しずつ増えるようなケースもあります。「まだ大丈夫だろう」と先延ばしにしないで、早めに肥満を解消する取り組みをしたほうがいいでしょう。

肥満かどうかは身長と体重で計算する「ＢＭＩ」で判定できます（左図参照）。自分の適正体重を算出してみて、いまの体重とどれくらい差があるかを確認してみましょう。腹囲も測定して女性は90㎝以上（男性は85㎝以上）であれば、内臓脂肪型肥満の可能性が高いといえます。肥満の人は生活を改善して体重を落とすことが大事です。塩分や糖質の多い食事を控えて運動すると効果があります。62ページから体に良い食事を、１１０ページからおすすめの運動を紹介します。

「適正体重」に近づけることが目標ですが、一カ月に３kg以上減らすような急激な減量は体によくありません。私が患者さんに指導しているのは、一カ月に０・５～１kg

ずつ減らしていく緩やかなダイエットです。食事では「主食のちょいオフ」といって、一日の食事の中でご飯やパンなどの糖質を10～15％ほど減らします。たとえば、ご飯を一日に茶碗４杯食べる人は３杯半に減らせばいいという方法です。それに加えて毎日、１１０ページから紹介する運動や体操を行ないます。このようにすれば、体に負担をかけずに内臓脂肪を減らせて、血圧や血糖値を下げることができます。

## BMI、適正体重の算出方法

### ●BMIの計算方法

BMI＝体重(kg)÷身長(m)÷身長(m)

判定

| | |
|---|---|
| 18.5未満 → | やせ型 |
| 18.5以上25未満 → | 普通体重 |
| 25以上 → | 肥満 |

〈計算例〉

身長155cm、体重65kgの場合

65÷1.55÷1.55≒27.1なので　肥満

### ●適正体重の計算方法

適正体重(kg)＝身長(m)×身長(m)×22

〈計算例〉

身長155cm、体重65kgの場合

1.55×1.55×22≒52.9kgが適正体重

65－52.9＝12.1

約12kgの減量が必要

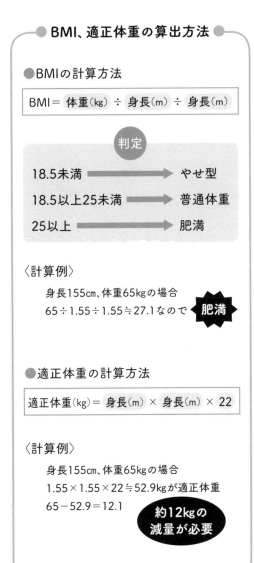

## 2 一日何度でも「笑う」「泣く」

高血圧
糖尿病
高血糖

「笑う」ことで脳が活性化されて免疫力が上がることはよく知られるようになりましたが、笑うことの効果はそれだけではありません。高血圧や糖尿病にも良い影響を及ぼすことがわかってきました。ストレスを感じたときも、意識して笑えば緊張がゆるんでリラックスできます。副交感神経が優位になるので血管が広がって血圧が下がり、インスリンの分泌もよくなって血糖値を下げることもできるのです。反対に「怒り」を感じたときにはそれがストレスとなって交感神経が優位になり、血管を収縮させて血圧が上昇。また、エネルギーとしてブドウ糖が必要になるため、血液中のブドウ糖濃度である血糖値も上がってしまいます（左図参照）。

血圧や血糖値を下げるにはどんな「笑い」がいいのかというと、なるべく楽しく笑えて気持ちがスカッとするものが向いています。テレビのお笑い番組を見たり、落語や漫才を見に行くのが最適。カラオケに行って好きな歌を大きな声で歌うのも副交感神経を優位にする効果が期待できます。

笑うことと同じように副交感神経を優位にするのが「泣く」ことです。いまは「涙活《るいかつ》」という言葉もあるように、「泣くのはいいことだ」という認識が広まってきました。泣きたいのに我慢するとストレスを感じますが、涙を流して泣くことでストレスや緊張から解き放たれて副交感神経が活性化されます。笑ったときと同じように血圧や血糖値を下げる効果がみられるのです。

ストレスと血管健康の関係
ストレスがかかると……
脳
・脳の働きを活性化させる
・神経を緊張させる
・全身の筋肉を緊張させるために、ホルモンが分泌される
ホルモンを働かせるためには
エネルギーとしてブドウ糖が必要
血管

血管の健康を
保つことが
できる

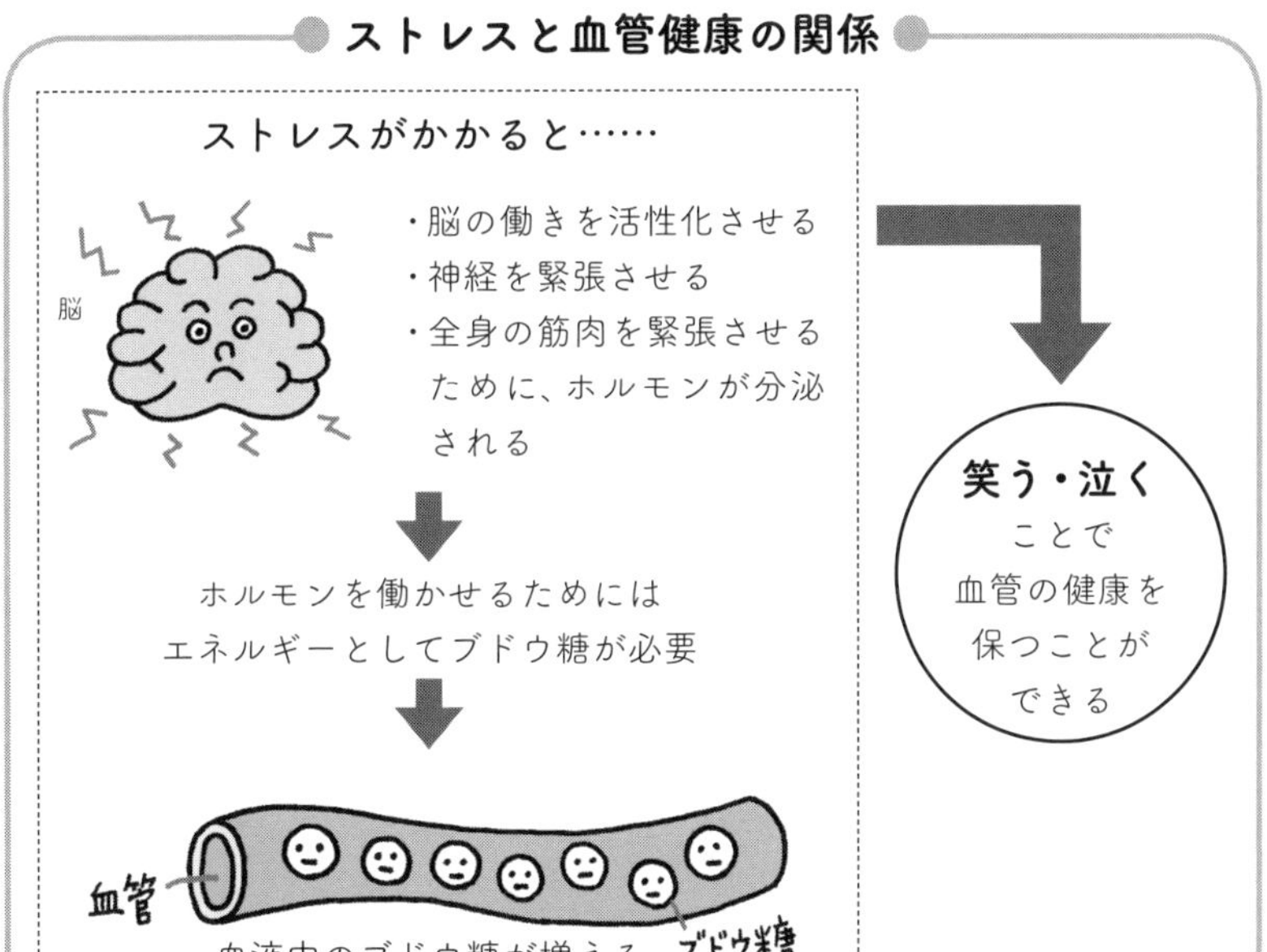
血液中のブドウ糖が増える

笑う・泣く

## 3 一日1回「ちょい足し歩き」

高血圧　糖尿病　高血糖

高血圧、糖尿病、高血糖の人は肥満の場合が多いです。私のクリニックでは患者さんに、110ページから紹介する運動や体操を指導していますが、それに加えて日常生活の中で気軽に取り入れられる「ちょい足し歩き」を心がけてもらっています。普段の生活の延長で行なうため負担も少ないようです。

たまにしか行なわないのでは効果が薄れるので、次のいずれか一つでもいいので毎日行なうようにしましょう。

**・エレベーターではなく階段を使う**

駅やデパートで無意識にエレベーターやエスカレーターを探して乗ってしまう人が多いようです。階段を使って上り下りすることを意識します。マンションやアパートに住む人も、なるべく階段を使います。

**・買い物は車で行かずに徒歩で行く**

スーパーやコンビニに行くときは、車や自転車に乗らずに歩いて行くだけで運動になります。

**・犬の散歩をする**

犬を飼っていれば毎日の散歩は欠かせないので歩くチャンス。歩く距離をこれまでより少し多くしてみましょう。

**・一つ前のバス停や駅で降りて歩いたり、一つ先まで歩いて乗る**

バスや電車で出かけるときは、目的地の一つ前で降りて歩きます。帰りも一つ前で降りて歩けば、それだけで運動になります。一つ先まで歩いて乗車してもいいですね。

このように、少しの工夫をすることで体を動かせます。体を動かせば血圧や血糖値が下がり、中性脂肪も減って肥満の解消につながります。筋肉が維持されるので、筋肉量が低下する「サルコペニア」（92ページ参照）を防ぐ効果も。無理なく毎日続けることが重要です。

# 4 一日3食、夕食は19時までに

高血圧　糖尿病　高血糖

早寝早起きをして、決まった時間に朝、昼、晩の一日3食を食べるのが理想ですが、それが難しいこともあるでしょう。朝、時間がなくて朝食を取れないこともあるようです。しかし、朝食を抜くことは体によくないため、私は「朝食をしっかり食べてくださいね」とアドバイスしています。

「食事の回数を減らせば内臓脂肪がつきにくく、やせるのではないか」と考える人がいるかもしれませんが、それは間違いです。朝食を食べないと空腹によるストレスで血圧が上がってしまいます。

空腹の時間が長いせいでおなかが空き、次の食事で食べ過ぎてしまうことにもつながります。体も飢餓状態に危険を感じてより多くの栄養や糖質を吸収しようとするため、急激な血糖値の上昇が起こることもあります。かえって内臓脂肪が増えることになりかねません。

肥満になれば高血圧や高血糖、糖尿病になるリスクも上がります。健康のためには毎日３食、きちんと食べることが大事です。

また、夕食の時間は遅くならないように気をつけます。私たちは寝ている間に成長ホルモンが分泌されて、傷ついた細胞を修復し、体に蓄えられた脂肪を燃焼させてエネルギーを供給しています。しかし、夜遅く食事をすると、寝てからも血糖が高い状態なのでエネルギーを供給する必要がなく、蓄えた脂肪が消費されないのです。

最近の研究で、体に脂肪をため込むたんぱく質「ＢＭＡＬ１（ビーマルワン）」の働きがわかってきました。

「ＢＭＡＬ１」は22時から翌2時の間に多く分泌されるため、その時間帯に消化が終わっていないと、中性脂肪が増えてしまいます。「夜、遅く食べると太りやすい」と言われるのはそのせいです。

このような体のしくみから考えて、夕食はできれば19時までに食べ終わるようにするとよいでしょう。

## 5 週に二日の休肝日

高血圧
糖尿病
高血糖

血圧や血糖値が高くても、適量であればアルコールを飲むことは悪いことではありません。私はクリニックに来る患者さんに、「アルコールを我慢してストレスになるよりも、適量なら飲んでもいいですよ」と指導しています。

アルコールは善玉コレステロールを増やしたり血行を促進したりします。血管が拡張するため、適量のアルコールは血圧を下げる働きをするのです。しかし、飲み過ぎは禁物。心拍数が上がって心臓に負担がかかり、血圧も上がってしまいます。高血圧の人は適量であればあえて「休肝日」を設ける必要はありません。

糖尿病・高血糖の人が適切な分量のアルコールを飲むことで、血糖値を下げられることもわかっています。肝臓がアルコールを分解するときに体内の糖が使われるため、血糖値が下がり体内に蓄えられた中性脂肪も減らすことができるのです。その一方で、飲み過ぎればインスリンの効きが悪くなってしまいます。

糖尿病、高血糖の人がアルコールを飲むときは、糖質が多いものは避けるようにします。飲み過ぎに気をつけたほうがいいのはビール、日本酒、ワインなどの「醸造酒」。糖質が多く含まれるので適量にとどめます。飲み会のときは、ビールは最初の１杯だけにしましょう。高血糖や糖尿病の人におすすめのアルコールは、糖質を含まない焼酎やウイスキー、ブランデーなどの「蒸留酒」です。

飲み過ぎにならないための適量は、一般的に健康の目安として、女性の場合は純アルコール量で一日10～20㎖以下（男性の場合は一日20～30㎖以下）です。

女性の場合の10～20㎖の目安は次の通りです（男性はこれを2倍にした量）。

・ビール…中びん１／２本（約２５０㎖）
・赤ワイン…グラス１杯（約90㎖）
・焼酎…１／４合（約45㎖）
・日本酒…１／２合（約90㎖）
・ウイスキー、ブランデー…シングル１杯（約30㎖）

お酒を飲むときは、おつまみにも注意します。塩分の多いものや糖質が多いものを避けるようにします。

## 6 睡眠前のスマホ厳禁

高血圧　糖尿病　高血糖

血圧や血糖値は睡眠の影響を受けやすいといえます。私たちが健康的に過ごすには、毎日、質の良い睡眠を取ることが必要です。

血圧を下げるには睡眠が重要な役割を果たします。夜、寝るときは外部からの刺激が少ないため、副交感神経が優位になり血圧が下がります。高血圧の人は日中、血管に強い圧力がかかって血管が傷つきがちですが、睡眠中は血管の緊張が解けて柔軟性が回復し、血管の修復が行なわれます。昼間は血圧が高くても、睡眠中は血圧が正常値に近いぐらいまで下がるケースも。睡眠をしっかり取れば血圧を安定させることにつながります。

また、血糖値と睡眠も密接に関連しています。十分な睡眠を取ると、血糖値をコントロールしているインスリンに対する反応が良くなって血糖値を下げられるのです。

十分な睡眠を取れば血圧も血糖値も安定します。睡眠不足や不眠にならないようにすることが大事。睡眠時間が足りないと、食欲を促進させるホルモンの働きで太りやすくなります。血管が老化して動脈硬化《どうみやくこうか》が進むこともあるので、なるべく午前0時前に寝て、睡眠時間は7～8時間ぐらい取るようにしましょう。

また、加齢に伴って「なかなか眠れない」「夜中に目が覚める」など、寝つきが悪くなる傾向がみられます。質の良い睡眠を取るためにはコツがあります。

夜、スムーズに眠りにつくための準備は朝から始まっています。朝起きたときに朝日を浴びることが必要。体内時計がリセットされて睡眠ホルモン「メラトニン」の分泌が止まります。そして14～16時間後に再び「メラトニン」が分泌されて眠気を感じるように調節が行なわれるのです。

入浴は寝る1、2時間前までに済ませます。入浴すると体の中心部の体温である「深部体温」が上昇します。上昇した深部体温が下がるのは入浴後1、2時間後。そのタイミングで眠気を感じ始めます。39～40度くらいのぬるめの湯に15～20分程度入るのが効果的です。入浴後は睡眠に向けて、興奮したり緊張したりしないようにリラックスして過ごします。副交感神経が優位になるように、静かな音楽を聞いたり本を読んだりするのがおすすめです。

寝る前にスマートフォンを見るのは避けます。よく、ふとんに入ってからスマートフォンを見る人がいますが、画面から出る「ブルーライト」によって目の網膜が刺激を受けてしまいます。脳が昼間だと錯覚して交感神経が優位に。睡眠を促すホルモン「メラトニン」の分泌も減ってしまい、なかなか寝つけない原因になることもあります。睡眠の質も悪くなってしまうので、寝る1、2時間前からはスマートフォンの操作をやめるようにしましょう。

寝るときは部屋の照明を消して暗くします。ふとんは軽いものを使うと、重みで心臓に負担をかけることがなく血圧の上昇を防げます。高さのある枕は頸《けい》動脈を圧迫して脳への血流が減ってしまうので、高すぎないものがおすすめです。

質の良い睡眠を取ることで血圧や血糖値を下げることができます。

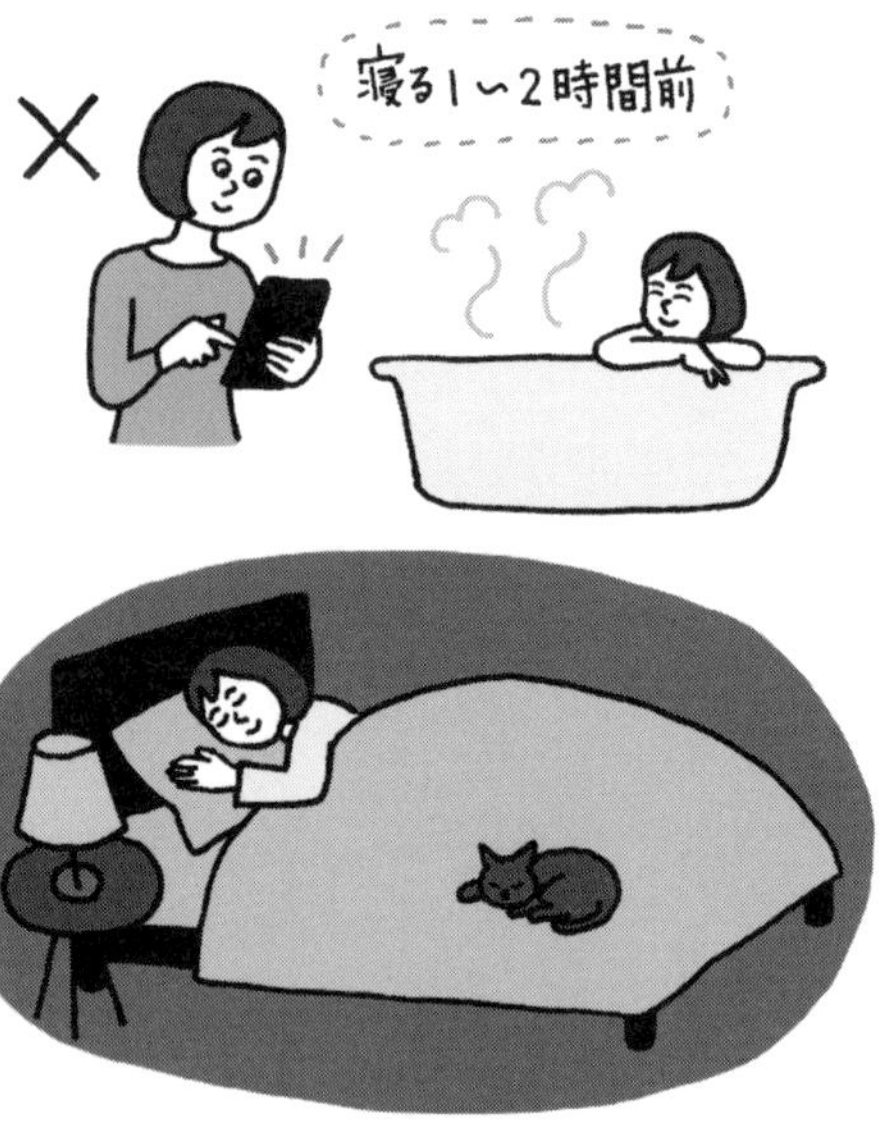

# 7 一日1回はストレス解消タイム

高血圧　糖尿病　高血糖

私たちは毎日の生活を送るとき、人間関係や家事、仕事などからさまざまなストレスを感じています。ストレスは人間の心や体にさまざまな影響を及ぼします。高血圧、糖尿病、高血糖の人はストレスを受けることで、体内の免疫機能、自律神経、ホルモンのバランスが乱れて症状が悪化することも。特に、血圧は自律神経と深く関連しています。ストレスを受けたときには交感神経が優位になります。ストレスに対抗するために「コルチゾール」「ドーパミン」「アドレナリン」などのホルモンが分泌されて、興奮状態となり、心拍数が増え血液量も増加。そのために血液が血管を押す力が強まって血圧が上がります。

ストレスは高血糖や糖尿病の人にも良くない影響を及ぼします。ストレスを受けて分泌されるホルモン「コルチゾール」は血糖値も上げる作用があるからです。ストレスのせいでイライラしてつい食べ過ぎてしまう人も少なくありません。それも血糖値を上げる原因になってしまいます。

一日1回は必ずストレス解消タイムを意識して持ちましょう。

私がおすすめする5つのストレス解消法を紹介します。自分に合うものを選んで、ぜひ実行してみてください。

**①ゆっくり深呼吸する**

イライラしたり緊張感が高まったりしたときは、背筋を伸ばしてゆっくりと息を吐きます。息を吐き切っておなかがへこんだら、おなかの力を抜くと肺に自然に空気を取り入れられます。これを3回繰り返します。

**②適度な運動を行なう**

体を動かすと気分転換になって脳が活性化されます。ずっと同じ姿勢でいたときは、ストレッチをして体ほぐしを。軽く汗ばむ程度のウォーキングやジョギング、水泳などを行なえば内臓機能の向上にも役立ちます。

**③がんばりすぎない**

「絶対、○○しなければ」というように物事を固定的に考えて、うまくいかないことがストレスになっている場合もあります。考え方を変えて「いまできていること」や「うまくいっていること」に目を向けると気持ちが楽になることがあります。

**④趣味を楽しむ**

「好きな音楽を聞く」「ガーデニングをする」「好きな本を読む」など、自分の好きなことをする時間を持つようにします。リラックスして気持ちが満たされることが大事です。

**⑤友だちや家族とおしゃべりをする**

自分の悩みや心配ごとを聞いてもらえるだけで、ストレスが軽減できることがあります。話をすることで自分の中で解決策が見つかることも。たわいもないことを話したり笑ったりすれば、嫌なことも忘れられてリフレッシュになります。

ストレスは誰もが避けては通れません。ストレスを感じたときにすぐに解消できるのが望ましいですが、一日のどこかで意識して心をほぐしてください。自分に合ったストレス解消法を取り入れて血圧や血糖値の上昇を抑えましょう。

# 8 一日1回15分の温浴

高血圧 糖尿病 高血糖

お風呂に入ってゆっくりすれば一日の疲れが取れてストレスが発散され、血管に良いさまざまな効果が望めます。高血圧、糖尿病、高血糖の患者さんには、シャワーだけで済ませずに、なるべく湯船につかるようにと伝えています。

湯船につかりリラックスすることで副交感神経が優位に。緊張がほぐれて血管が広がるため血圧が少しずつ下がります。血管の中を流れる血液も温められて血流も改善。代謝も良くなるのです。お湯の温度はぬるめの39～40度ぐらいにして、15～20分ほどつかるようにします。反対に42度以上の熱いお湯では、熱さで体が緊張して交感神経が優位になり、血管が収縮してしまうので気をつけます。首までお湯につかると水圧で心臓に負担がかかるため、高血圧の人がつかるのは胸まで。肩にタオルをかけてときどきお湯をかければ、上半身が冷えるのを防げます。

お風呂から上がるときは足の甲に水シャワーをかけます。末端の血流が刺激される

郵便はがき

料金受取人払郵便

京都中央局
承認

4719

差出有効期間
2024年2月21日
まで

（切手は不要です）

601-8790

205

京都市南区西九条
北ノ内町十一

PHP研究所
家庭教育普及部
お客様アンケート係 行

1060

| | | |
|---|---|---|
| ご住所 □□□-□□□□<br><br>TEL： | | |
| お名前 | | ご年齢<br>歳 |
| メールアドレス | @ | |

今後、PHPから各種ご案内やアンケートのお願いをお送りしてもよろしいでしょうか？ □ NO
チェック無しの方はご了解頂いたと判断させて頂きます。あしからずご了承ください。

＜個人情報の取り扱いについて＞
ご記入頂いたアンケートは、商品の企画や各種ご案内に利用し、その目的以外の利用はいたしません。なお、頂いたご意見はパンフレット等に無記名にて掲載させて頂く場合もあります。この件のお問い合わせにつきましては下記までご連絡ください。（PHP研究所　家庭教育普及部　TEL.075-681-8554　FAX.050-3606-4468）

# PHPアンケートカード

PHPの商品をお求めいただきありがとうございます。
あなたの感想をぜひお聞かせください。

**お買い上げいただいた本の題名は何ですか。**

**どこで購入されましたか。**

**ご購入された理由を教えてください。（複数回答可）**

1 テーマ·内容　2 題名　3 作者　4 おすすめされた　5 表紙のデザイン
6 その他（　　　　　　　　　　　　　　）

**ご購入いただいていかがでしたか。**

1 とてもよかった　2 よかった　3 ふつう　4 よくなかった　5 残念だった

**ご感想などをご自由にお書きください。**

**あなたが今、欲しいと思う本のテーマや題名を教えてください。**

ことによって、血液を押し出す働きが活発になります。入浴すると汗をかくので、水分が失われて血液がドロドロ状態になっていることも。入浴後にコップ１杯ほどの水を飲んで水分を補給します。

ただし、入浴の方法を間違えると血圧が急に上がって脳梗塞《のうこうそく》や心筋梗塞につながるリスクもあります。

特に冬は注意が必要です。温かい部屋から寒い脱衣所に行くと体感温度が急激に変化し、血圧が急上昇することも。脱衣所は前もってヒーターなどで暖めて、ほかの部屋と同じぐらいの温度にしておきます。浴室内も暖めておくことが必要。浴槽のふたを開けたり、浴室の壁に温かいシャワーをかけたりして温度を上げることで、お風呂での脳卒中や心筋梗塞を防げます。浴槽に入るときはかけ湯をしてから。心臓から遠い手の先や足先からお湯をかけて、少しずつ全身を温めます。その後、ゆっくりと湯船に足を入れていきます。急な温度変化に注意すれば、入浴は心身ともにリラックスできて血管に嬉《うれ》しい効果が期待できます。

9

# 冬の外出は防寒必須

高血圧

血圧は季節によっても変動します。日本は四季がはっきりしていて、夏と冬の温度差が大きいです。冬になると寒さが刺激となって交感神経が優位になり、血圧が上昇してしまうことがあります。

冬の寒い日に外出するときは防寒対策をしっかりします。暖かくて軽い防寒着を着て、首を冷やさないようにマフラーをします。体の末端が冷えるのを防ぐために、手袋をしたり耳まで覆えるような帽子も必須。これらは、寒い屋外に出てから身につけるのではなく、室内で身につけてから外に出るようにします。そうすれば、血管が急激な温度変化を感じなくて済むのです。玄関のドアを開ける前に軽く足踏みをして血行を良くしておくことも大事です。

朝のゴミ出しをするときに、「ちょっとの外出だから」と薄着のまま屋外に出る人がいます。しかし、もともと朝は血圧が上がりやすいので、さらに血圧が上がってしまうことも。短時間でも防寒対策を忘れないようにします。

また、冬は室内でも寒い場所があるので、なるべく温度差を感じないような工夫をします。お風呂の脱衣所をあらかじめ暖めておくことは前項（55ページ）で触れましたが、もう一つ気をつけなくてはいけない場所がトイレです。

寒い冬にエアコンの効いたリビングや暖かい寝床から出て、気温の低いトイレに行くときは要注意。血管の収縮が起こって血圧が上がることが多いのです。面倒がらずに上着を1枚羽織り、靴下やスリッパを履いてトイレに行くことを心がけます。トイレの便座は温めておき、それに加えてトイレ全体が暖まるような小型の暖房器具を取りつけてもいいでしょう。

急激な温度変化が起きないようにすることは、血圧の急上昇を抑えるだけでなく、心筋梗塞や脳梗塞などの重篤な症状を防ぐことにもつながります。

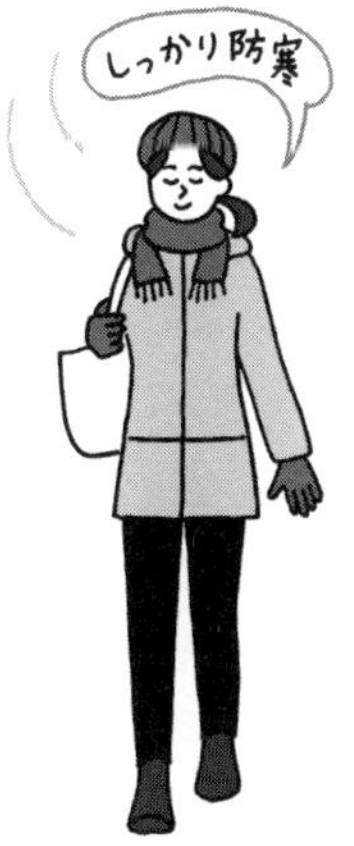


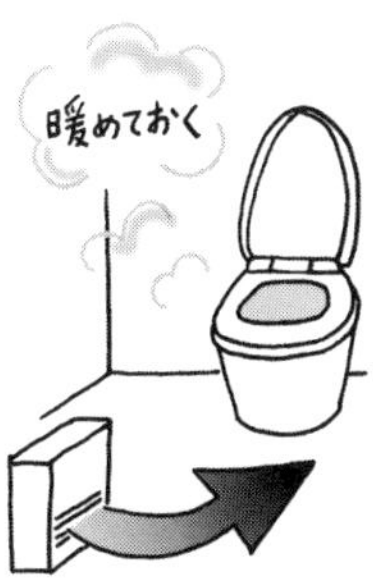

# 10 一日3回の歯磨きで歯周病対策も

糖尿病　高血糖

糖尿病の人がかかりやすい病気の一つに「歯周病」が挙げられます。歯周病とは、歯ぐき（歯肉）が炎症を起こして出血したり、歯を支える骨が溶けて歯が抜けたりしてしまう病気。糖尿病の人は健康な人に比べて2倍以上も歯周病になりやすく、歯周病を併発すると糖尿病が改善しにくいことがわかっています。

糖尿病の人は、すい臓から分泌されるインスリンが減り、高血糖の状態が続きます。そこに歯周病を併発すると、歯周病菌が免疫細胞を刺激して炎症性の「サイトカイン」という物質を作り出します。この炎症性サイトカインは、歯肉の毛細血管から血液に入り込み、インスリンの作用を抑制。そのため、糖尿病の人が歯周病にかかってしまうと、全身の血糖コントロールがうまくいかなくなり、糖尿病治療をしても改善の兆しがみられないことが多いのです。その一方で、歯周病の人も糖尿病になりやすく、相互に影響を及ぼし合っているといわれています。糖尿病の人は歯周病予防が不可欠で、私のクリニックでも歯周病の治療を開始すると血糖値も改善する患者さんが多数に上ります。歯周病予防として、次のことに気をつけましょう。

・予防のために定期的に歯科医院に通いましょう。歯周病の原因は歯の磨き残しから歯に付着するプラークの蓄積。毎日、きちんと食後の歯磨きをするのはもちろんですが、予防のために定期的に歯科医院を受診すれば、歯周病の初期段階で発見することも可能。ブラッシング指導や歯のクリーニングも受けられるので安心です。

・歯間ブラシとデンタルフロスを併用しましょう。いつもの歯磨きでは磨ききれない場所が出てきます。特に歯と歯の隙間は、歯ブラシで磨くだけでは汚れが落ちません。歯間ブラシやデンタルフロスを補助的に利用して隙間のプラークを取る習慣をつけます。口内洗浄液を併用すれば、さらに口の中の雑菌を減らせます。

・「コラーゲン」を含む食品を食事に取り入れましょう。歯にカルシウムが良いということは知られていますが、歯の根元を支える「歯根膜」という部分にはコラーゲンが必要なので、コラーゲンの生成を促す食品を摂るようにします。コラーゲンが多い食品は手羽先、フカヒレ、牛すじ、うなぎなどです。日頃の食事にコラーゲンを意識して取り入れれば、歯根膜を健康に保つことができます。

# 11 一日0本の喫煙＝禁煙

高血圧
糖尿病
高血糖

タバコが健康に良くないということは多くの人が知っているでしょう。日本たばこ産業株式会社のデータによると、１９６６年の喫煙率は男性が83・7％、女性は18％に上っていました。それが２０１８年には男性27・８％、女性８・７％まで減少しています。

現在は喫煙の悪影響についてテレビや新聞などで繰り返し取り上げられ、公共施設や飲食店での原則禁煙が義務づけられました。それでも男性の１／４以上、女性の１割近くがタバコを吸っているといえます。

タバコには依存性があります。血液中のニコチン濃度が下がるとイライラしてタバコが吸いたくなったり、「タバコを吸うとリラックスできて気分が落ちつく」と感じたりするのは、心身ともにタバコに依存しているからです。なかなか禁煙できないのは、依存性が高いことが原因だといえます。

タバコを吸うと交感神経が優位になり、血管が収縮するため血圧が上がってしまいます。活性酸素が発生して肝臓にも悪い影響が及び、糖尿病の悪化にもつながります。ほかにもタバコによって引き起こされる病気には、がんや脳卒中、心筋梗塞など多数あります。喫煙している本人だけでなく、家族や周囲の人の受動喫煙によって病気が引き起こされる場合も。

高血圧、糖尿病、高血糖の人でタバコを吸っている場合は、できるだけタバコをやめることが大事です。私もクリニックに来る患者さんでタバコを吸っている人には、禁煙をすすめています。

「禁煙したくても一人では難しい」「何度も挫折した」という人は、「禁煙外来」に通うのも一つの方法です。「ニコチン依存症」として治療を受けられます。「一日の喫煙本数×喫煙年数が200以上の人」あるいは「35歳未満の人」などの条件を満たせば、保険診療として3割負担の医療費で受診できます。

禁煙を成功させて病気のリスクを減らしましょう。

# 1 一日5杯の緑茶・黒豆茶

糖尿病 高血糖 高血圧

緑茶を飲んだり、茶葉を食べたりすることで健康効果が期待できることがわかっています。糖尿病や血圧の上昇などの予防、改善の有効性もその一つです。

緑茶には、カテキン、テアニン、ビタミンC、β－カロテン、食物繊維、コエンザイムQ10など、体に良い成分が多く含まれています。中でも注目されているのが、抗酸化作用のあるポリフェノールの一種で渋み成分の「カテキン」と、アミノ酸の一種でうまみ成分の「テアニン」です。

茶葉に含まれる「カテキン」は、糖の消化吸収を抑えたり、血液中に吸収されるのを遅らせたりしてくれます。糖尿病の発症や進行には食後血糖値の急な上昇が深く関係していて、カテキンには糖の消化吸収をゆるやかにする効果があり、血液中の糖の吸収が遅くなって血糖値の急上昇を抑えてくれるのです。

ほかにも「カテキン」には肥満を予防する働きがあります。食事などで摂取した糖質や脂質をエネルギーに変えるときに、体内では「β酸化酵素」という酵素が働きますが、カテキンはこの酵素を活性化させ、脂肪燃焼を促します。

糖尿病になると血液中に糖が増えて血管が傷つきやすくなります。それが原因で動《どう》脈《みゃく》硬《こう》化《か》が進み、「脳《のう》梗《こう》塞《そく》」や「心筋梗塞」などの血管疾患のリスクが増えてしまうことも。したがって、糖尿病の人の多くは血圧を急上昇させない配慮が必要です。緑茶は、血圧が急上昇しないようにコントロールしてくれる作用もあります。

もう一つのアミノ酸の一種であるうまみ成分の「テアニン」は、心や体がくつろげるようなリラックス作用があります。自律神経の副交感神経が優位な状態になるため、血圧の上昇をおだやかにします。

緑茶を食後に飲むとさまざまな効果が得られます。一日に5杯ぐらいを目安に飲みましょう。緑茶として飲む以外に、茶葉をフードプロセッサーで粉末にして、ふりかけや揚げ物の衣に混ぜることで、成分をそのまま摂《と》ることもできます。

朝、昼、夜の緑茶の飲み方にひと工夫しましょう。

**・朝は80℃のお湯で食前に飲む**

80℃に熱したお湯でいれれば、緑茶から湯に「カテキン」が多く溶け出して、渋みの強いお茶を飲むことができます。緑茶に含まれている覚醒作用のあるカフェインが十分に摂れるため、目覚めが良くなる効果もあります。

**・昼は食後の1杯を習慣に**

昼間にお茶を飲むときはお湯の温度はあまり気にしないで、食後に1杯だけ飲みます。「カテキン」の苦み、渋みが満腹感を与えるとともに、食事の脂肪吸収や血糖値の上昇を抑えてくれます。

**・夜は水やぬるま湯で入れてリラックス効果を**

一日のストレス解消や血圧の安定にも効果があるのが夜に飲む緑茶です。茶葉10〜15gをお茶パックに入れ、1リットルの水やぬるま湯に入れて3時間そのままにします。甘み成分である「テアニン」がお茶に溶け出します。カフェインを抑えられて、心身をリラックスした状態へと導いてくれます。

緑茶と同じような効果が期待できるのが「黒豆茶」です。黒豆はミネラル、たんぱく質、ビタミン、カリウム、マグネシウム、ポリフェノール、糖質、脂質などの栄養素を豊富に含んでいます。その中でも塩分を排出する成分のカリウムやマグネシウムに、血圧の上昇を抑える効果があります。また、糖尿病や高血糖と関係が深い中性脂肪、コレステロール、糖代謝の改善にも効果があるといわれています。

のどが渇いたときに、一日５００～６００㎖を目安に5回に分けて飲むようにしましょう。最初は味に慣れないかもしれませんが、毎日少しずつ飲み続けることが大事です。黒豆茶を作った際に残った黒豆を食べれば便通も良くなります。

でも、たまにはコーヒーに替えてもＯＫです。緑茶や黒豆茶と同じように、コーヒーに含まれる「クロロゲン酸」というポリフェノールに抗酸化作用があると注目されています。この「クロロゲン酸」が肝臓の糖代謝を活発にして、インスリンの分泌を促してくれるため血糖値の上昇をゆるやかに保ちます。海外の研究では、一日に３～４杯のコーヒーを飲んだ人は、飲まない人に比べて糖尿病になる確率が約30％低かった、という結果が報告されています。

効果を実感できる飲み方は、一日4～5杯を目安に、ミルクや砂糖を入れずに飲むこと。空腹時は胃を荒らすこともあるので避けます。また、カフェインの摂り過ぎから不眠にならないように、夕方以降は飲まないようにします。なるべく食後や間食と一緒に飲むようにしましょう。

## 2　一日6gまでの塩分

高血圧　糖尿病

高血圧予防のための目安として、「日本人の食事摂取基準（2015年版）」の塩分摂取量（一日）は、成人女性は7g未満（男性は8g未満）となっています（2020年版では0・5g引き下げられる）。すでに高血圧の人は日本高血圧学会で定められている6g未満に抑えることが必要です。糖尿病の人も、塩分の摂取量が多いと肥満や高血圧を招き、インスリンの作用の低下につながることがあるため、やはり減塩を心がけます。濃い味付けに慣れている人は、急に塩分を減らすことに抵抗があるかもしれません。少しずつ塩分を減らす工夫をします。まず日頃の食事に、塩分を抑える「減塩食」を取り入れてみてはいかがでしょうか。

減塩食を作るときに知っておきたい六つの方法を紹介します。

**①うまみ成分のある食品を利用する**

きのこ類やこんぶ、貝類などの食材は、うまみ成分を多く含みます。食品の持つうまみ成分を利用すれば、だしの役割に。煮物や炒《いた》め物に利用することで、塩やしょうゆなどの調味料を減らすことができます。

**②旬の食材や新鮮な食材を使う**

季節を感じられる旬の食材や新鮮な食材は、素材そのものの味がしっかりしています。甘みや香り、歯ごたえなどをそのまま料理に生かせるため、薄味でも十分に素材の味が楽しめます。

**③食材の表面にからめるように味付けする**

煮込み料理は調味料でしっかり味を付けるものが多いです。水分をとばしてから調味料を入れて、食材の表面に味をからめるようにすれば、中までしっかり塩分がしみ込むことがありません。

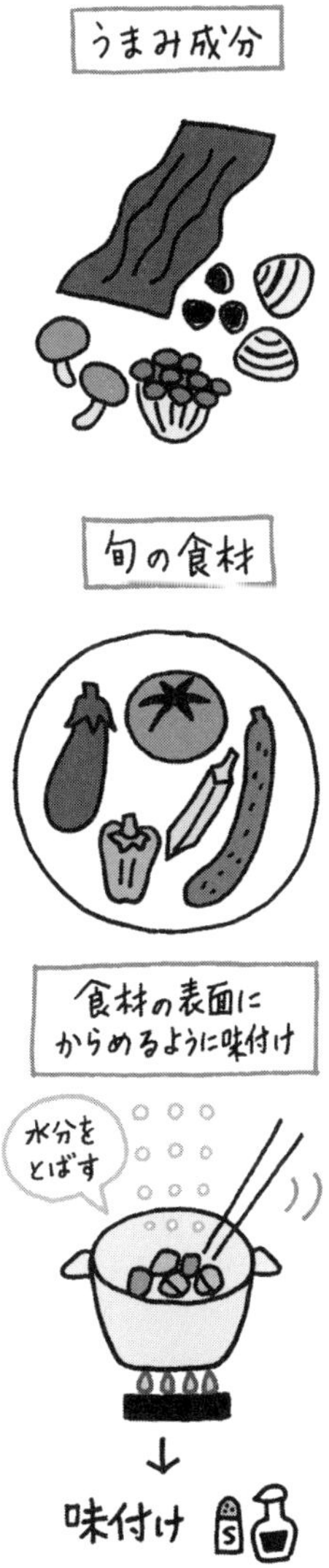
うまみ成分
旬の食材
食材の表面に
からめるように味付け
水分を
とばす
味付け
S

**④ドレッシングやしょうゆはかけるより、つけて食べる**

サラダを食べるときにドレッシングを上からかけたり、冷《ひ》や奴《やっこ》に上からしょうゆをかけたりして食べることが多いですが、ドレッシングやしょうゆは、かけるよりもつけて食べるようにします。

**⑤酢や香辛料を活用する**

酢、黒こしょう、唐辛子、レモン、カレー粉、わさび、しょうがなどの香辛料や薬味を料理にうまく利用すれば味付けに変化が出て、塩分やしょうゆを多く使わなくても済みます。

**⑥麺類の汁は最後まで飲まない**

「かけそば」や「かけうどん」また「ラーメン」などの麺類は、汁を飲み干さずに残すようにします。うどん、そば汁には4～5g、ラーメンには7～8gの塩分が含まれているといわれています。1杯で一日分の塩分摂取量に該当してしまうのです。

このように六つの方法を取り入れれば、素材の味や風味を生かせる減塩食を作ることができます。おいしい減塩食で血圧も抑えることができるでしょう。

# 3 一日3食に「DASH食」を

高血圧　糖尿病　高血糖

高血圧と塩分の摂り過ぎは関係が深いということは、前項（66ページ）で触れました。塩分の摂り過ぎを見直すことが血圧を下げることにもつながります。私は患者さんに、日々の食事では「減塩」を意識した食事が大切だということを伝えています。

アメリカ国立衛生研究所が提案しているＤＡＳＨ（ダッシュ）食は、高血圧を予防・改善する食事療法です。ＤＡＳＨ食では血圧を下げるミネラル類などの成分を積極的に摂り、血圧の上昇を促す食品を控えるようにします。

体の余分な塩分を排出する働きのある主な成分は、「カリウム」「カルシウム」「マグネシウム」「食物繊維」の四つです。この四つの成分は、野菜類、果物《くだもの》類、海藻類、豆類などの食品に含まれています。

ＤＡＳＨ食の一つめの成分「カリウム」は、野菜、海藻類、果物に含まれています。カリウムの働きは、体内の「ナトリウム（塩分）」と結びつき、余分なナトリウムを体外に排出することです。ただし、果物の「カリウム」が体外への塩分排出に良いといっても、血糖値が高めの人が果物を毎食摂れば、果物に含まれる果糖は吸収がいいので高血糖になることも。糖質が気になる人は果物ではなく、カロリーがあまり気にならない野菜や海藻類を取り入れるように工夫しましょう。

二つめの成分「カルシウム」は、野菜、海藻類、豆類、乳製品に含まれています。「カルシウム」は骨を作る成分としてよく知られていますが、近年の研究から「カルシウム」も塩分を体外に排出することがわかり、注目されています。カルシウムが多い食品の代表ともいえる乳製品は脂肪も多いのが特徴。肥満で体重を気にしている人は、乳製品の代わりに大豆製品、海藻類や野菜を多めに摂るようにすれば、カロリーを気にせずに済みます。

三つめの成分「マグネシウム」は、豆類、海藻類、魚類、野菜に含まれています。「マグネシウム」にも塩分を体外に排出する作用があると考えられています。また、近年の研究ではマグネシウムの不足が糖尿病と深く関わっているとのこと。それは、マグネシウムが不足するとインスリンの分泌が悪くなるからです。高血圧や糖尿病が気になる人は、意識してマグネシウムを含む食品を摂るようにします。

四つめの成分「食物繊維」は、「水溶性食物繊維」と「不溶性食物繊維」の二つに分かれます。

「水溶性食物繊維」は、海藻類のわかめ、こんぶ、ひじき、寒天などや、野菜のオクラ、モロヘイヤなどに含まれています。これらの食品に共通するのは、水に溶けて粘り気のある性質を持っていること。消化されるときにほかの食品と混ざり合いながら、胃から腸へとゆっくり移動します。

「不溶性食物繊維」は野菜類のダイコン、にんじん、かぶ、豆類の枝豆、納豆などに多く含まれています。摂り過ぎてしまった塩分が体内に取り込まれるのを抑制し、体外に排出する働きがあります。また、「不溶性食物繊維」は消化や吸収のスピードを遅くする役割もあるため、血糖値の上昇を抑えてくれます。塩分の摂り過ぎや血糖値の上昇が気になる人には必要な成分です。

ただし、食事のときに「カリウム」「カルシウム」「マグネシウム」「食物繊維」を含む食品を一度に摂れば、高い効果が見込めるかもしれませんが、その反面、必要以上にカロリーを摂ることにもなりかねません。食事のカロリーを抑えながら、これらの成分を含む食品を摂るようにします。

## DASH食で増やす食材、減らす食材

**【増やす食材】**

・野菜、果物、木の実　・魚、肉類（牛肉や豚肉では赤身がよい）
・全粒穀物　・低脂肪乳製品　・海藻類　・大豆製品

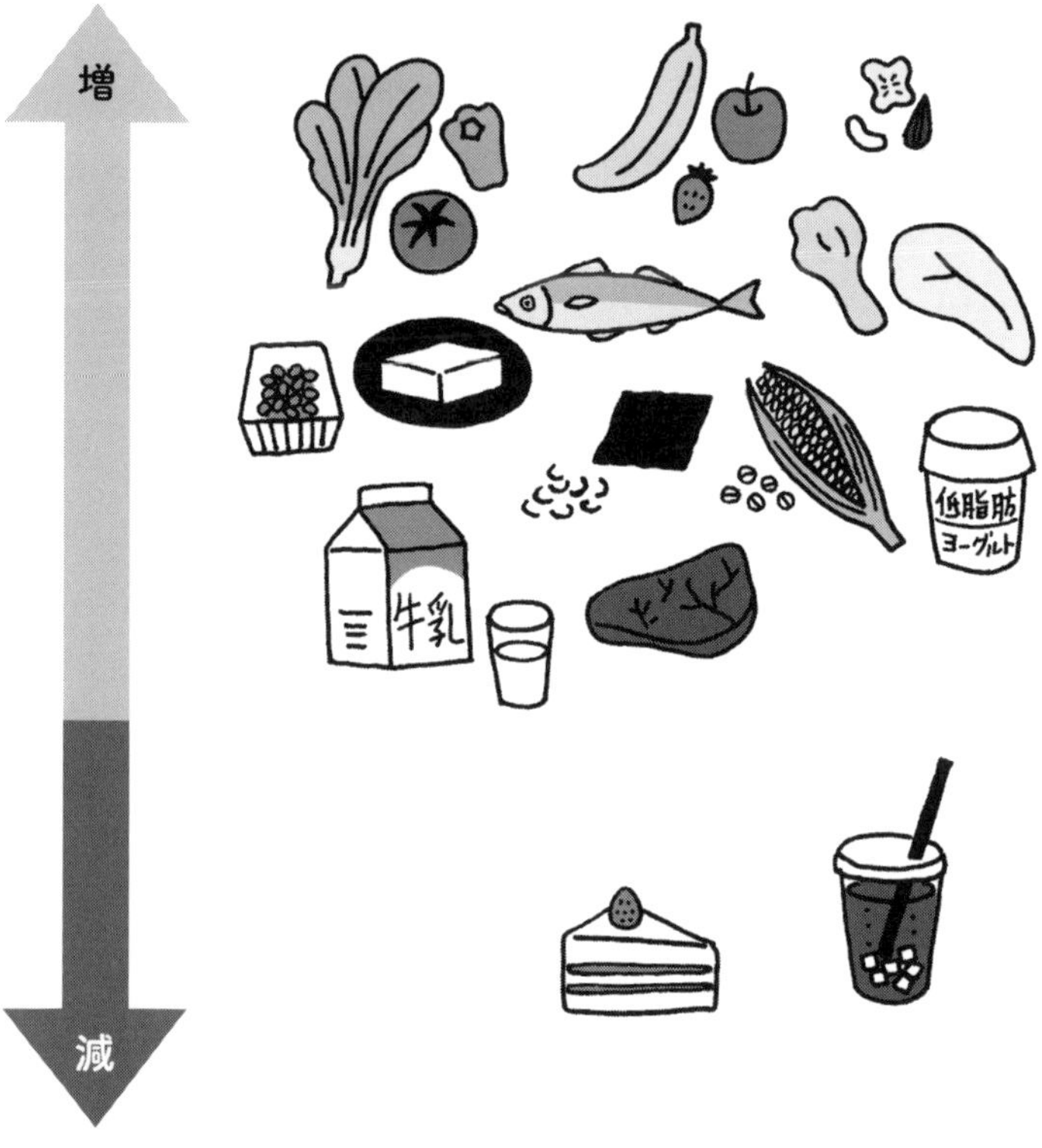


**【減らす食材】**

・甘いお菓子（脂肪分の多いもの）
・砂糖の入った飲み物

## 4 一日50gの「まいたけ」

高血圧　糖尿病　高血糖

きのこ類には、まいたけ、えのき、しめじ、しいたけなど、さまざまな種類があります。きのこ類の特徴はカロリーが低く、ビタミンやミネラルなどが豊富なこと。きのこ類に多く含まれる栄養素は食物繊維で、水溶性食物繊維と不溶性食物繊維がバランス良く含まれています。

前項69ページでも触れましたが、食物繊維は体内に入るとほかの食品を絡め取り、消化や吸収のスピードをゆるやかにする働きがあります。これが血糖値の上昇を抑え、糖尿病の改善につながります。きのこ類にはほかにも糖質の代謝を活発にするビタミンB群、免疫力を高めてがんを抑制するβ－グルカン、余分な塩分を排出させるカリウムなども豊富です。

きのこ類には血糖値の上昇を抑える働きがありますが、中でも注目されているのがまいたけです。まいたけには、ビタミンD、カリウム、ナイアシン、亜鉛、食物繊維、そして「MXフラクション」という成分が含まれています。このMXフラクションは、きのこ類の中ではまいたけにしか含まれていない成分。インスリンの働きを活性化させ、血糖値の上昇をゆるやかにする働きがあります。

まいたけを一日50g目安として食事で取り入れます。調理の際に水洗いすると重要な栄養素が流出してしまうので、汚れをキッチンペーパーなどで軽く取る程度に。料理は味噌《みそ》汁やスープ、鍋料理が最適です。汁物にしたときには汁ごと飲むと、溶け出した栄養素を残らず摂ることができます。

食べ方の順番では、まいたけは主食のご飯やパンを食べる前に食べるとより効果的。食後の血糖値の上昇がゆるやかになります。

取り入れたいメニューとして私がおすすめしているのは、まいたけを含むきのこと卵のたんぱく質が同時に摂れる「レンジきのこ入りオムレツ」です。

## 「レンジきのこ入りオムレツ」の作り方

[材料] ２人分
まいたけと好みのきのこ３～４種／各25ｇ　　卵／２個
塩少々　　油適量

① きのこの汚れをさっと拭き、食べやすい大きさに手でほぐす。

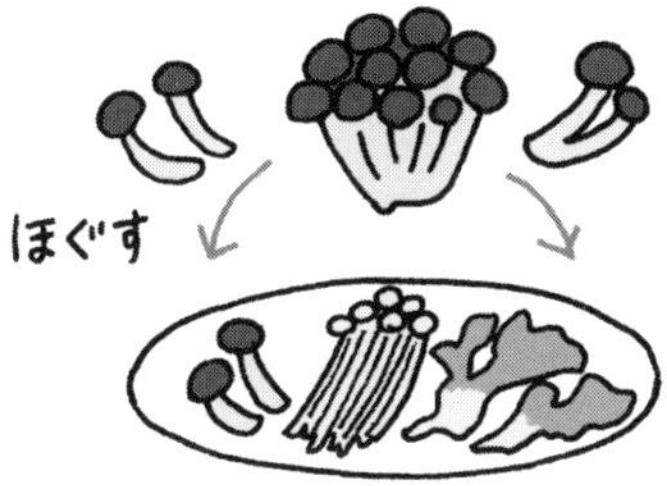


② 耐熱容器に入れて塩を少々振り入れ、電子レンジ600Wできのこがしんなりするまで５分ほど加熱する。

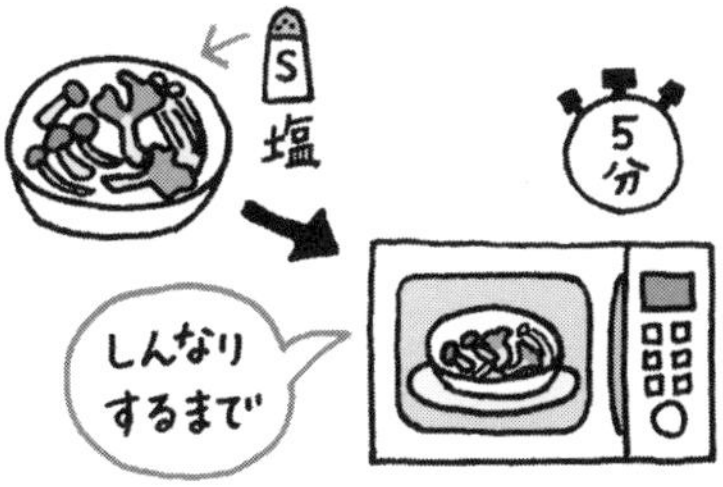


③ 卵を割りほぐして、油を熱したフライパンで焼き、オムレツの要領で②を包む。

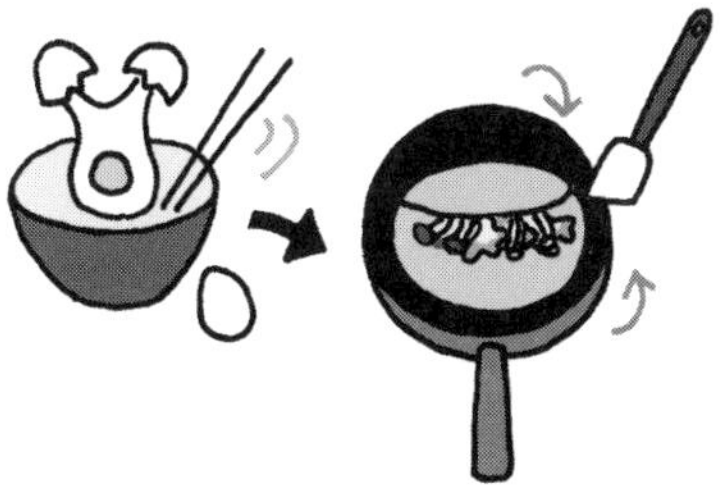

※好みで上からケチャップをかける。朝食にすれば、朝からバランス良く栄養が摂れます。

## 5 一日25gの高カカオチョコレート

高血圧　糖尿病　高血糖

チョコレートの原材料になっているのは「カカオ」。カカオの豆を発酵させて焙煎し、それを滑らかになるまですり潰したカカオマスから作られています。チョコレートには、良質な脂肪分であるココアバター、食物繊維、ポリフェノール、ミネラルなど、私たちの体に良い成分が多く含まれています。

チョコレートに含まれるカカオの割合が多いほど、食物繊維やポリフェノールなどの含有量も多いです。カカオ含有量が70％以上というカカオの割合が高いチョコレートは「高カカオチョコレート」と呼ばれています。「高カカオチョコレート」はカカオの含有量が多い分、砂糖、乳脂肪が少ないので、カロリーや糖質を抑えられるのが特徴です。

最近はスーパーやコンビニなどでもよく見かけるようになりました。この「高カカオチョコレート」が、いま、高血圧や糖尿病改善に注目されています。

ポリフェノールは植物が紫外線から身を守るために作り出す成分。病気や老化の原因になる活性酸素を除去してくれる強力な「抗酸化作用」を持っています。高カカオチョコレートのポリフェノールの量は、ポリフェノールが多いといわれる赤ワインの約15倍になることが実証されています。強い抗酸化作用が備わっていると考えられているため、ほかの食品と比較しても、これほど効率よくポリフェノールを摂取できる食品はないでしょう。

「高カカオチョコレート」に含まれるポリフェノールが優れているのは、インスリンの働きを改善し、血糖値の上昇を抑えてくれる点です。また、動脈硬化になると血管壁に血液の塊ができ、血圧変動が起きやすいですが、ポリフェノールはこうした血管壁を修復し、血液の流れをスムーズに。その結果、血圧を下げることにもつながります。体内で過剰に発生した活性酸素を除去する働きもあり、抗酸化作用でコレステロールが酸化されるのを防いでくれるため、動脈硬化予防に欠かせない成分です。

とはいえ、チョコレート自体、カロリーが高い食べ物です。いくら高カカオチョコレートが、砂糖や乳脂肪の割合が少なく体に良い食品だといっても、必要以上の食べ過ぎは肥満を招いてしまいます。気をつけたいのは「どんなふうに食べるか」と「食べる量」です。

まず「どんなふうに食べるか」ですが、高カカオチョコレートのポリフェノールは私たちの体内で高い効果を上げてくれるのですが、効き目は長く続きません。一度にまとめて食べるのではなく、少しずつ分けて食べるようにします。

一日に最大25gまでであれば、肥満になる心配がなくポリフェノールの効果を得やすいといえます。チョコレート25gというのは板チョコ半分ほどの大きさに相当します。5gはその5分の1の大きさなので、大体、親指と同じぐらいだと覚えておくといいかもしれません。1回に食べるのは約5g。それを一日5回ぐらい食べるのが効果が出やすい食べ方だといえます。5gずつ小分けされた個包装の商品もあるので利用すると便利です。

カカオ含有量70%以上の高カカオチョコレートには、食物繊維が多く含まれています。私は食事前と午前10時・午後3時の少しおなかが空いた時間に食べるようにしています。

寒天とチョコレートでできる「チョコレート寒天」を食事の前に食べれば、チョコレートよりボリュームがあるので食事の量を無理なく減らせます。

## 「チョコレート寒天」の作り方

[材料] 作りやすい分量
高カカオチョコレート40ｇ　　粉寒天８ｇ
水400mℓ

① 粉寒天と水を鍋に入れ、１分間火にかけて混ぜる。

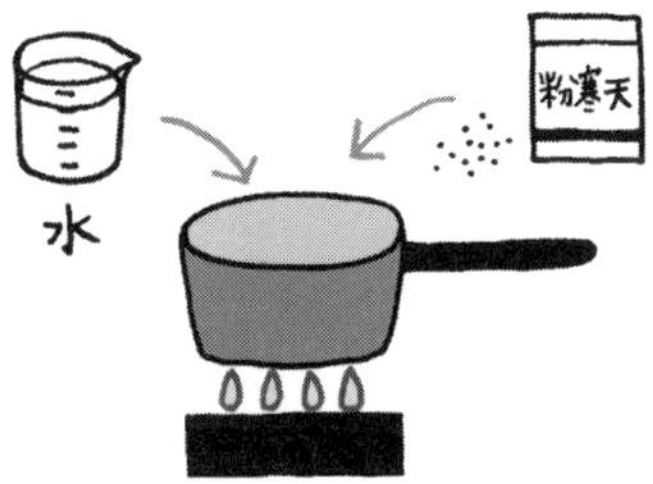


② ①に、高カカオチョコレートを加えて混ぜる。

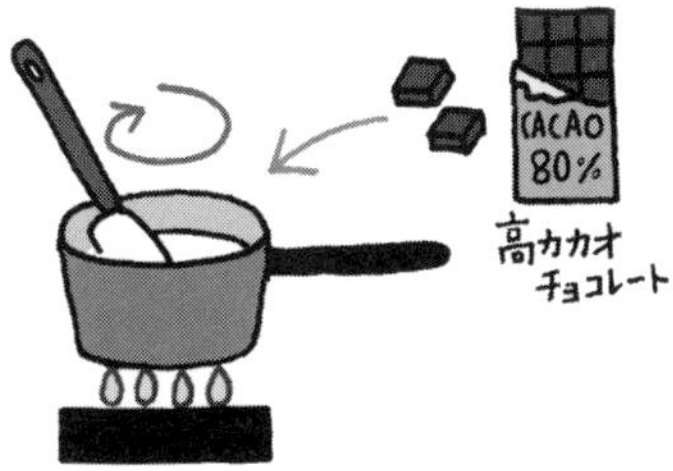


③ ②を熱いうちに製氷皿に移して、粗熱が取れたら冷蔵庫で冷やす。

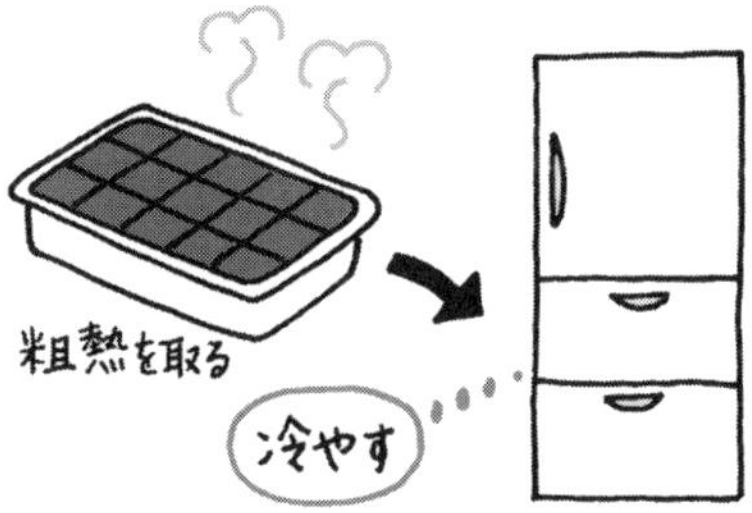


※密閉容器に入れて冷蔵庫で３～４日保存可能。目安は食事や間食時に２個ずつ。期間内に食べきってください。

## 6 一日50gまでの玉ねぎ

高血圧 糖尿病 高血糖

玉ねぎは血糖値を下げ、糖尿病改善に効果が高い野菜の一つです。玉ねぎに含まれている二つの成分にはそれぞれ有効な働きが認められています。

一つめは、玉ねぎに含まれる硫化アリルの一種で「イソアリイン」という成分です。私たちの体内の血液中に血栓ができるのを防ぎ、血液をサラサラにする効果があります。もう一つは、ポリフェノールの一種「ケルセチン」という成分で、高い抗酸化作用があります。血管を柔軟に保ってくれるので動脈硬化を予防します。食後の血圧の上昇をゆるやかにし、高血圧の改善に有効です。ケルセチンには、熱に強く水に溶けやすい性質があるので、味噌汁やスープなどの汁物に入れて、汁ごと飲むようにします。

また、玉ねぎにはオリゴ糖も含まれています。腸内の善玉菌であるビフィズス菌の餌になるため、腸内が整えられて便秘改善の働きもあります。日々の食事で手軽に摂れて、効能も期待できる玉ねぎメニューを二つ紹介します。

一つめは、玉ねぎをみじん切りにして酢に漬け込む「みじん酢玉ねぎ」。「血液をサラサラにする」「血糖値を正常にする」「腸内を整える」「血圧を下げる」「コレステロール値を調整する」「冷えを改善する」など、六つの健康効果が期待できます。血圧や血糖値を正常値に導き、ダイエット効果も期待できます。

「みじん酢玉ねぎ」の一日の摂取量の目安は50ｇ。そのまま食べてもおいしいですし、サラダやスクランブルエッグに混ぜ込んだり、冷や奴や蒸し鶏の上にのせてもいいでしょう。玉ねぎと一緒に使う「酢」（１０６ページ参照）にも、血圧や血糖値に対する効果があります。玉ねぎと酢を使うと、腸内でブドウ糖の吸収されるスピードが遅くなり、血糖値の上昇をゆるやかにする働きがあります。

二つめは、加熱する「丸ごと食べる玉ねぎ」。加熱しても効果を実感できます。

生の玉ねぎの辛《から》みは硫化アリルという成分のせいです。加熱をするとペクチンでできている細胞膜が破れて、中のオリゴ糖が溶け出します。甘みが強くなり食べやすくなり、また健康成分である「イソアリイン」や「ケルセチン」も溶け出し、おいしく摂ることができます。

## 生で食べる「みじん酢玉ねぎ」の作り方

[材料] 出来上がり800ｇ

玉ねぎ500ｇ　　A（酢150mℓ、砂糖またはハチミツ　大さじ２、塩少々）

① 玉ねぎはフードプロセッサーに入れてみじん切りにする。

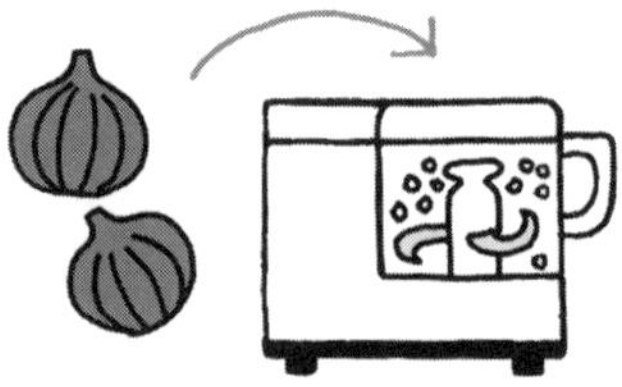

② Aを鍋に入れてさっと煮立たせる。①を入れて冷ます。

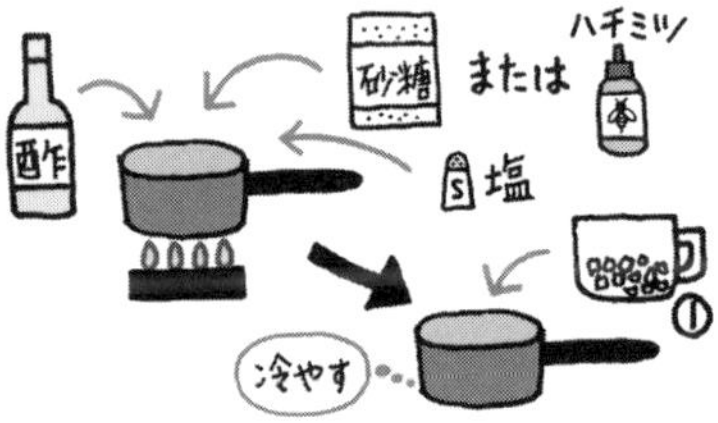


※冷めたら密閉容器に入れて、冷蔵庫で約一カ月保存可能です。

## 加熱する「丸ごと食べる玉ねぎ」の作り方

[材料] ２人分

玉ねぎ100ｇ（Mサイズ２個ぐらい）

① 玉ねぎの皮をむき、上部に十字の切れ目を玉ねぎの１／３ぐらいの深さまで入れた状態で、ラップに包むかポリ袋などに入れる。

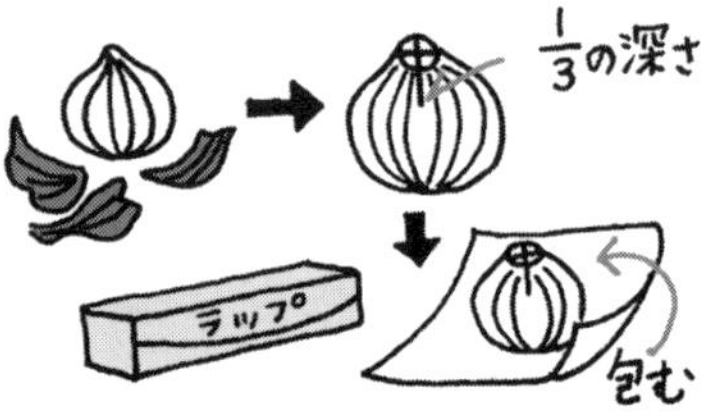


② 玉ねぎ100ｇにつき電子レンジ600Wで２分ほど加熱（加熱時間は様子を見ながら調節）し、玉ねぎの中心部まで熱が通って柔らかくなったら出来上がり。

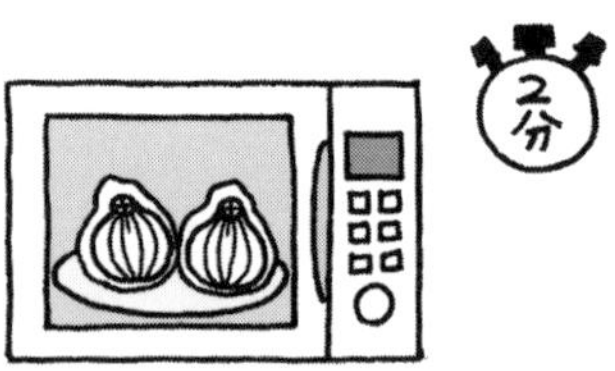

# 7 一日1パックのもずく酢

高血圧　糖尿病　高血糖

ヌルヌル、ネバネバの「わかめ」や「めかぶ」などの海藻類は、水溶性食物繊維が豊富です。水溶性食物繊維は保水性や粘着性が高く、一緒に食べたものを絡め取る作用があります。海藻類は脂質を含まずミネラルが豊富なので、カロリーを気にせずに食べられるヘルシーな食品です。

また、水溶性食物繊維が豊富な海藻類（こんぶ、めかぶ、もずく、わかめ、寒天、のり、あおさなど）は、腸内の環境を整え、善玉菌を増やしてくれます。腸内の余分な脂質やコレステロールなどの不要な物質を吸収し、便として体外に排出する働きも。そして、コレステロールを下げて糖の吸収を抑えます。海藻類は一度の食事でたくさん摂るのではなく、朝・昼・夕の食事で少しずつ食べるようにすれば、さらに効果を実感できます。

中でも、もずくには「フコイダン」という水溶性食物繊維が豊富に含まれていて、腸の活動を活発にする作用があります。「フコイダン」はコレステロール値を下げるため、糖尿病の予防にも最適です。海藻類と酢、しょうがを合わせることで、さらに代謝が活発になり脂肪燃焼効果も期待できます。

私のおすすめの「もずく」と「酢」を使った簡単「もずく酢の物」を紹介します。

### 「もずく酢の物」の作り方

[材料] １人分
市販のもずく酢１パック
きゅうり１／３本　　焼きのり適量
しょうが適量

① きゅうりをスライスする。

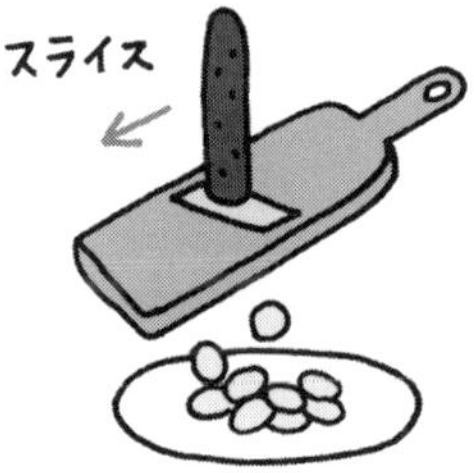
スライス

② 器に①ともずく酢を合わせる。

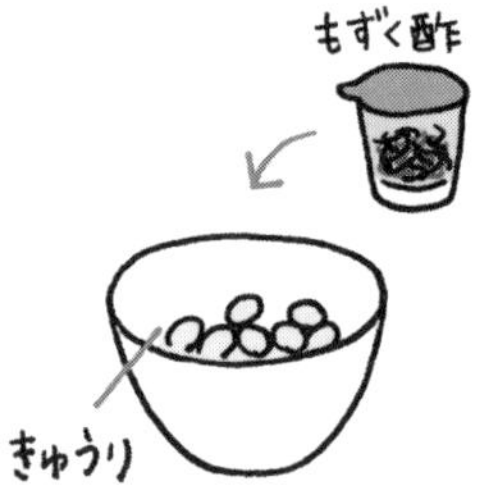
もずく酢
きゅうり

③ みじん切りにしたしょうがと、手でちぎった焼きのりを上にのせれば出来上がり。

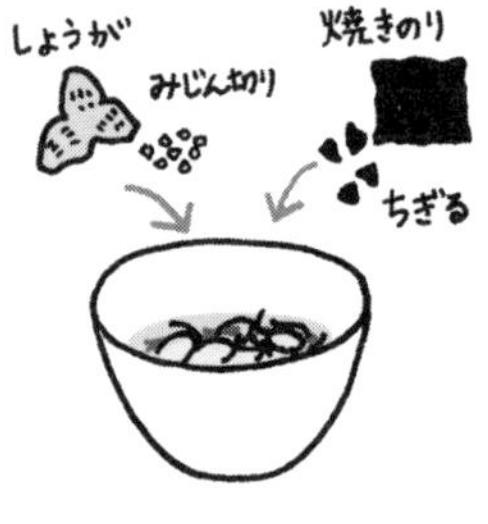
しょうが
みじん切り
焼きのり
ちぎる

# 8 一日大さじ2〜3杯の酢しょうが

高血圧　糖尿病　高血糖

しょうがに含まれている辛み成分の「ジンゲロール」。特に皮の部分に多く、生のしょうがに含まれていて強い殺菌力がある成分です。「ジンゲロール」を乾燥させたり加熱したりすると、「ショウガオール」に変化します。

このしょうがの成分「ジンゲロール」が、血液中のコレステロールを抑制し、血管を若返らせます。血管の収縮を助けて、血流の流れをよくし、血圧の上昇を抑えるのです。

また、血小板の粘り気を抑えて血液をサラサラにしてくれるので、血管内に血栓ができにくくなり動脈硬化の予防にもなります。ほかにも体温を上げる、免疫力を高めるなどの効能も知られています。

さまざまな効能を持つしょうがの成分を上手に摂る調理法があります。次の三つのコツを知っておけば効能を意識した調理ができます。

**①しょうがは皮つきのまま使う**

しょうがの辛み成分「ジンゲロール」は皮に多く含まれているからです。汚れている皮の部分はよく洗って水気をふき取ります。

**②しょうがを切るときは中の繊維に気をつける**

しょうがの筋は皮の表面にある線に垂直に伸びています。しょうがは繊維が多いのですが、繊維の方向に沿って包丁を入れると切りやすくなります。すりおろすときも筋の線に垂直にすりおろすと筋が入りません。

**③しょうがの皮の汚れを取った後に、手早く調理する**

時間が経《た》つとそれだけしょうがの効能が弱まるので、時間をおかずに使う直前に切ったりおろしたりするのがおすすめです。

市販のチューブ入りのしょうがでも効能が期待できます。チューブ入りのしょうがは、生のすりおろししょうがの1・5倍程度の量を目安に使用します。

私は「しょうが」と「酢（106ページ）」を合わせた「酢しょうが」をおすすめしています。酢としょうがのダブルパワーで、それぞれの効果を十分に引き出し、血圧や血糖値の上昇を抑える働きが期待できます。

## 「酢しょうが」の作り方

[材料] 作りやすい分量
しょうが200ｇ　　酢200 ～ 300mℓ

① しょうがはみじん切りにする。

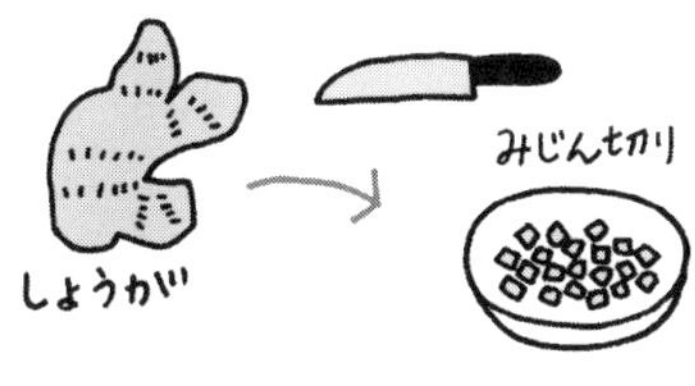


② 密閉容器に①と酢を入れて軽くかき混ぜる。

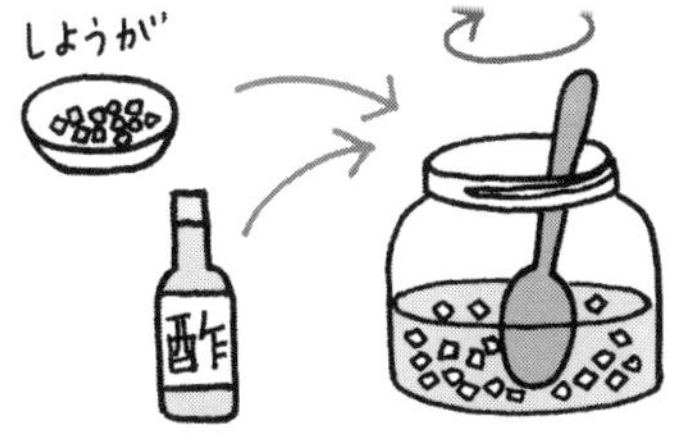


③ 冷蔵庫に入れて一晩おけば出来上がり。

※好みで大さじ１のはちみつを入れてもＯＫ。しょうがと酢を合わせる前に、しょうがを電子レンジ600Wで５分間加熱すると、成分のジンゲロールがショウガオールに変わり、さらに効果アップ。
※冷蔵庫に保存して２～３週間を目安に食べきるようにします。一日に食べる量の目安は大さじ２～３杯程度。料理に加えてもいいですし、お茶に入れてもおいしく飲めます。

9

## 一日数種の抗酸化成分を含む食品

高血糖　糖尿病

抗酸化成分を含む食品は、インスリンの分泌の働きを活発にします。この抗酸化成分を含む野菜や果物、魚介類などを食事に賢く取り入れることで、血糖値の上昇を抑えることができるのです。抗酸化成分を含む食品は、活性酸素の働きを抑えたり、取り除いたりします。

活性酸素とは、たとえば鉄のフライパンは時間が経つにつれてサビてきます。これは鉄が酸素に反応して赤さびという物質に変化するため。このような変化を「酸化」といいます。私たちの体にも同じようなことが起こるのです。

しかし、人間の体の中には、活性酸素による酸化から体を守るための酵素があります。そうはいっても、加齢や外的要因のタバコ、紫外線、ストレス、激しい運動、お酒の飲み過ぎなどが原因で、活性酸素の発生は増えていきます。

体内で酸化が進むと、血管を傷つけて動脈硬化の原因に。進行すると体内で炎症を起こし、がんや心筋梗塞、脳梗塞といった病気に発展することもあります。

気がかりなのは、酸化が原因で炎症が引き起こされると、すい臓にあるβ細胞がダメージを受けて、インスリンの分泌が悪くなり血糖値が上がること。そうならないためには、日頃から抗酸化成分を含んだ食品を摂り、活性酸素の発生を防ぐことです。そうすれば血糖値の上昇も抑えられ、糖尿病を改善する効果にもつながるのです。

いますぐ取り入れたい抗酸化成分を含む食品を紹介します。

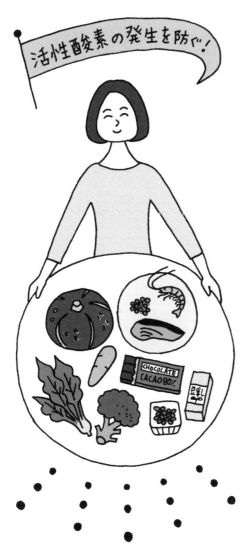

**①赤色の食材に含まれる成分「アスタキサンチン」**

桜エビ、鮭《さけ》、かにやえびなどの殻、いくらなどの赤色はアスタキサンチンという成分を含んでいるしるし。ビタミンEと同じような抗酸化作用を持っています。中でも桜エビは殻ごと食べられるのでおすすめです。

**②野菜に含まれる成分「β－カロテン」**

β－カロテンは赤色、緑色、黄色、オレンジ色など、色が鮮やかな緑黄色野菜に含まれています。β－カロテンが多いのはにんじん、ほうれん草、ブロッコリー、赤ピーマン、かぼちゃなど。特ににんじんには多種類のカロテンが含まれています。

**③大豆に含まれる成分「イソフラボン」**

イソフラボンは納豆や豆に多く含まれている抗酸化成分です。大豆製品は血糖値を抑える効果があります。大豆のたんぱく質には筋肉を増やす作用も。運動をしながら代謝を活発にすれば筋肉量が増えて血糖値も下がりやすくなります。

**④チョコレートに含まれる「カカオポリフェノール」**

カカオにはカカオポリフェノールと呼ばれるポリフェノールが非常に多く含まれています。

# 10 一日に体重40kgの人なら200gの肉

高血圧 糖尿病 高血糖

生活習慣病を予防するために、「ステーキは動物性脂肪が多いからあまり食べないほうがいい」「肉よりも野菜や魚を食べたほうがヘルシーだ」と考える人がいるかもしれませんが、実は肉もしっかり食べたほうがいいのです。

なぜかというと、肉には良質な「たんぱく質」が豊富に含まれているからです。たんぱく質は私たちの体の細胞を作るために欠かすことのできない成分。高血圧、糖尿病、高血糖を改善するためにも必要です。

肉を食べると血管を強くすることができます。血管の細胞もたんぱく質からできているため、たんぱく質を十分に摂取すれば、血管が傷ついたり壊れたりしにくくなります。血管の弾力性が保たれて血圧が上がるのを防いでくれます。

また、肉を食べることで筋肉も増やせます。血糖値を下げるためには筋肉を増やすことが重要。筋肉が増えることによって、筋肉が血液から取り込んで貯蔵するブドウ糖の量が増えて、血糖値を下げることができるのです。
歳《とし》を取るにつれて筋肉の量は自然と減っていきます。筋肉の量は20代が最も多く、50~60代から急激に減り始めます。筋肉が減ることを「サルコペニア」といいますが、サルコペニアになると筋力が低下します。やがて、立ったり歩いたりする日常動作に支障をきたす「フレイル」という状態になり、「寝たきり」にもつながってしまうのです。

肉を十分に食べることは、血圧や血糖値を下げるだけでなく元気で長生きするためにも重要だといえます。

私たちの体の中にたんぱく質が足りているかどうかは、血液中に含まれるたんぱく質「アルブミン」の値を指標にします。アルブミンは血液中のたんぱく質の6割を占め、血液中の水分濃度を調節したり、アミノ酸などの栄養素を体中に運ぶ役目があります。アルブミンが減ると栄養素を運べなくなり、骨や筋肉がもろくなったり免疫力が低下したりしてしまうのです。アルブミンの基準値は3・8~5・3g/dℓです(左図参照)。アルブミン値が高いほうが健康で長生きできるという研究結果がありです。私のクリニックでは目標値を4・5g/dℓに設定。それは、4・5g/dℓを目標にすることで筋肉量を増やし、筋肉を強くすることができるからです。

アルブミン値を上げるには、食事で肉を食べることが大事です。一日に必要なたんぱく質の量の目安になるのは自分の体重です。たとえば体重が40kgの人ならたんぱく質を40g摂取します。肉100gに含まれるたんぱく質は約20gなので、200gの肉が必要です。この量を肉で取れないときには卵を加えてもよいでしょう。卵にも肉と同じようにたんぱく質が含まれています（96ページ参照）。卵1個には約10g含まれています。

食事のときの摂取エネルギーの理想バランスは「糖質6割、たんぱく質2割、脂質

**アルブミンの値と体の状態**

| アルブミンの値（g/dℓ） | 体の状態 |
|---|---|
| ～3.6 | 体の機能が衰弱する |
| ～4.1 | 新型栄養失調 |
| ～4.4 | 筋肉が増え始める |
| ～4.6 | 肌がつやつやかになる |
| ～4.7 | 髪が元気になる |
| ～4.8 | 爪がきれいになる |
| ～5.0 | 表情がいきいきとする |
| 5.0～5.3 | 理想 |

目標値は4.5

アルブミンの基準値は3.8～5.3

2割」だといわれていますが、血糖値を下げるためには糖質を減らす「主食のちょいオフ（38ページ参照）」を心がけて「糖質5割」にします。その分、肉や卵を多く食べて「たんぱく質3割」にするとアルブミンを増やせます。

食事のとき野菜を先に食べた場合、それでおなかがいっぱいになって肉が食べられなくなってしまうことも。食べる順番に気をつけて、肉から食べて次に野菜、そのあとでご飯を食べれば、血糖値の上昇をゆるやかにすることができます。

加齢で食が細くなってもステーキやしょうが焼きなどで、肉をしっかり食べることが大切です。

食事で肉をしっかり食べるにはステーキがおすすめです。豚肉を使えば糖をエネルギーに変える働きのあるビタミン$B_1$を摂ることができます。できるだけ脂肪の少ない赤身肉を使います。霜降り肉はカロリー過多になるため控えましょう。

また、にんにくの成分アリシンは、ビタミン$B_1$の働きを促進するので、豚肉とにんにくを一緒に食べると体への吸収が良くなります。アルブミンも増やせます。

おすすめの肉料理を紹介します。

## 「ガーリック・ポーク・ステーキ」の作り方

［材料］２人分
豚ロース肉（とんかつ用）２枚　　小麦粉適量　　油適量
**A**（おろしにんにく小さじ１、塩・こしょう少々）

①豚肉をすじ切りして両面に**A**をつけて小麦粉をまぶす。

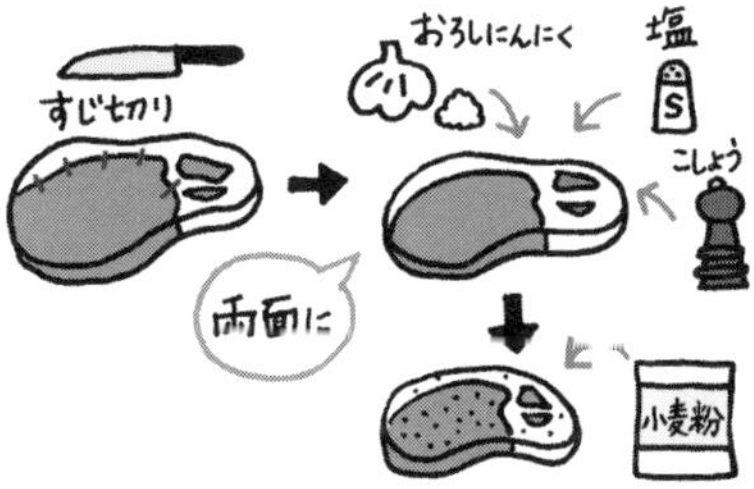


②フライパンに油を熱して肉の両面を３、４分ずつ中まで火が通るように焼く。両面が焼けたら食べやすく切って出来上がり。

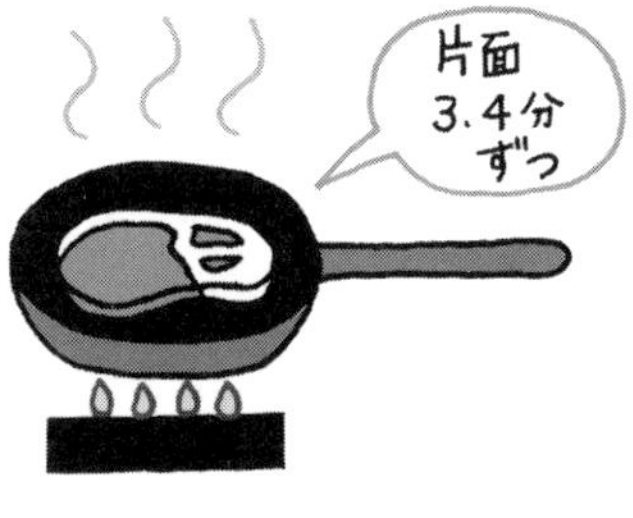


※好みの野菜を付け合わせて一緒に食べましょう。

## 11 一日1個のゆで卵

高血圧　糖尿病　高血糖

私たちの体にたんぱく質が欠かせないことは前項（91ページ）で触れました。たんぱく質が豊富な食品には肉のほかに「卵」があります。卵のたんぱく質は良質で、人の体に吸収されやすい特徴があります。そして、卵には「必須アミノ酸」という私たちの体内で作ることのできない9種類のアミノ酸がバランスよく含まれていて、カルシウムや鉄分も豊富です。肉で十分なたんぱく質が摂れないときは卵から摂るようにします。卵を食べるときに「コレステロールが多いので、食べないほうがいいのではないか」と考える人もいるようです。しかし近年の研究で、コレステロールについて新たな事実がわかってきました。

コレステロールは私たちの体内でも合成されていて、細胞膜やホルモンを作るときの材料になります。食事から取り入れられるコレステロールは、体内で作られるコレステロールの1／3から1／7程度にしかなりません。そして、コレステロールを食事で多く摂れば体内で作られる量は減り、食事で摂る量が少なければ体内で多く作られるというように、一定量になるように体内で合成量の調節が行なわれているため、食事による影響は少ないということがわかったのです。

厚生労働省も2015年にコレステロールの摂取量の上限を撤廃しました。健康な人で、コレステロール値が上がりやすい体質でなければ、卵を食べることを制限しなくてもよいのです。

体に筋肉をつけたり傷ついた血管を修復したりするためにも、たんぱく質が必要です。毎日1、2個の卵を食べることを私は患者さんにすすめています。

卵にはさまざまな調理法があります。手軽に卵を食べたいときは、ゆで卵にするといいでしょう。ゆで卵はサラダやカレーにのせたり、刻んでサンドイッチの具にしたりするなど、応用もきいて便利です。

## 12 毎朝1杯のトマトジュース

高血圧　糖尿病　高血糖

トマトはビタミンCやカロテン、カリウムなどが豊富で、生活習慣病の改善に役立つ食材です。高血圧や高血糖、糖尿病の予防にも効果が期待できます。トマトに含まれるポリフェノールの一種ケルセチンは血管を強くする働きがあります。トマトにはピラジンという成分も含まれていて、血流を良くして血栓ができるのを防ぐので、血液がサラサラになり血圧を下げられるのです。トマトの赤い色素はリコピンといいます。リコピンは抗酸化作用が強い成分です。細胞を傷つけたり老化させたりする活性酸素の発生を抑えて、高血糖や糖尿病を防ぐ働きもしてくれます。

私たちの血液にはアディポネクチンというたんぱく質が含まれていて、アディポネクチンの濃度が高いとインスリンの働きが活発になります。最近の研究で、トマトのリコピンにアディポネクチンを増やす働きがあることがわかってきました。トマトを食べれば血糖値を下げることにつながるのです。また、リコピンの血液をサラサラにする働きによって血圧も下げられます。
トマトを摂るポイントは、栄養は果肉よりも皮に多く含まれているため、皮をむかないようにする／リコピンは熱に強い性質があり、調理してトマトソースにしたりスープに入れるとたくさん摂取できる／トマトの細胞壁はかたいため、ジュースにして細胞壁を破壊すると細胞の中のリコピンをより多く摂取できる／ミニトマトにも同じ栄養素が含まれている／市販の無塩トマトジュースを使っても効果は同じ／リコピンは油と一緒に摂取すると吸収率がアップする／朝、摂取すると吸収率がいい。

　トマトジュースはトマトをミキサーにかけてもいいですが、市販品でもＯＫ。おすすめは「オリーブオイル入りトマトジュース」。耐熱カップにトマトジュース１本（約２００㎖）を入れて電子レンジ６００Ｗで15秒ほど温め、オリーブオイル（小さじ１）を加えてかき混ぜれば出来上がり。毎朝このジュースを飲む習慣をつけるといいでしょう。

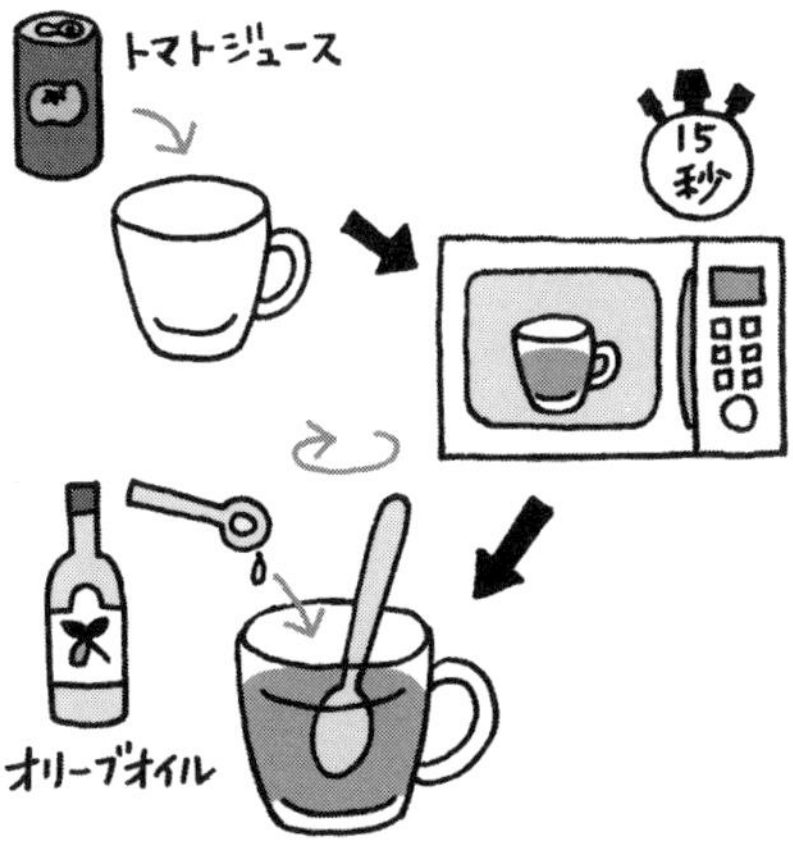

# 13 一口30回のゆっくり食べ

高血圧　糖尿病　高血糖

食事のときに早食いをする人は、食べ過ぎで肥満になりがちです。私たちが食事をしていて「おなかがいっぱいだ」と感じるのは、脳の満腹中枢が刺激されて満腹感を得るからです。食事を始めてから満腹中枢が刺激されるまでには通常、20分ほどかかります。

ところが早食いの人は、20分が経過する前にすでに大量の食べ物を取り込んでいて、食べ過ぎの状態になってしまっています。これが肥満を招き、高血圧の原因になるのです。早食いをすればブドウ糖が体内に一気に取り込まれるため、血糖値も急上昇して、高血糖や糖尿病につながります。

早食いをしないでゆっくり食べるためには、よくかむことが大事です。私が患者さんにすすめているのは、一口食べたら箸を置き、30回かむこと。よくかめば食べ物が細かくなり、唾液の分泌も促されて消化されやすくなります。消化が早く進めば適量で満腹感を得やすいので食べ過ぎを防ぐことができるのです。

一人で食事をすると話し相手がいないため、食べることに集中して食べるスピードが速くなってしまいがちです。なるべく誰かと一緒に食べることが望ましいですが、一人で食事を取らなければならないときには、実はテレビを見ながら食べるのも、早食いにならないための一つの方法です。

なるべく時間に追われないように、リラックスした気持ちで食べることが、食べ過ぎにならず、血圧や血糖値を上げないコツだといえるでしょう。

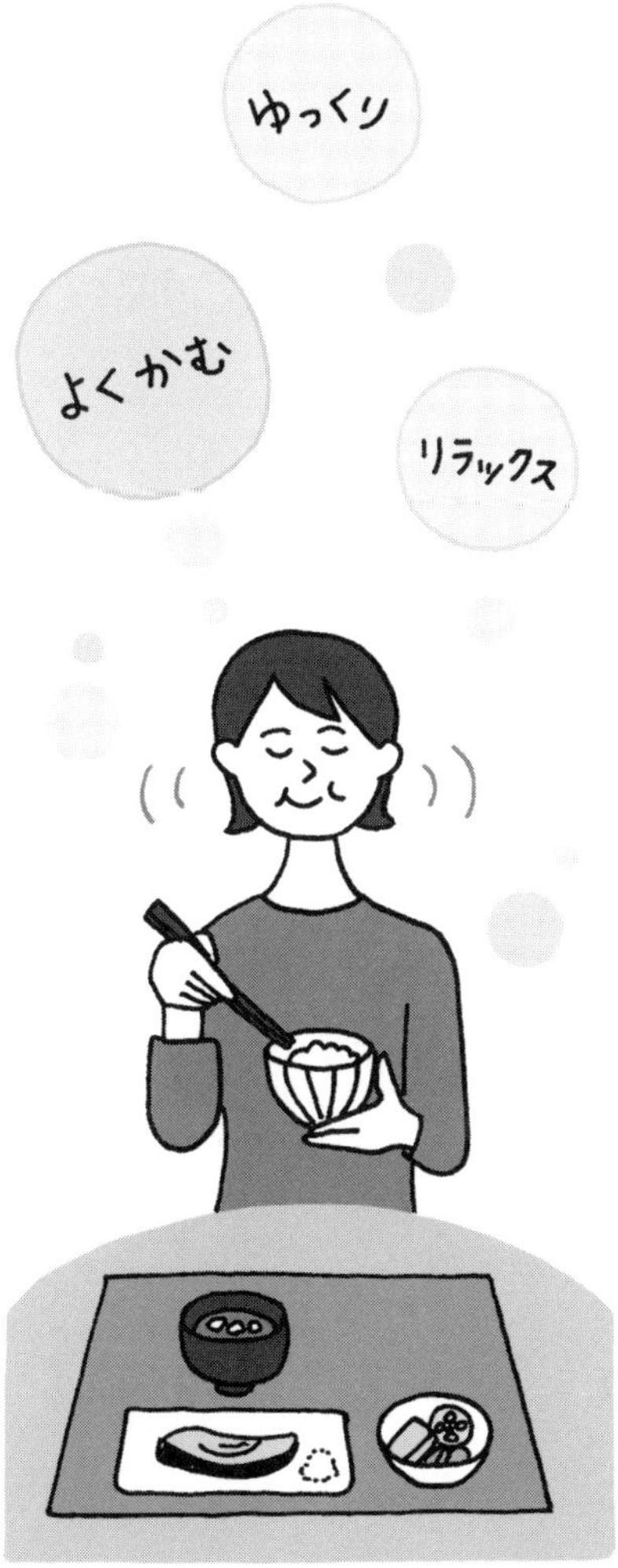

# 14 一日小さじ1杯のオメガ3

高血圧
糖尿病
高血糖

「脂質」は「糖質」「たんぱく質」とともに三大栄養素と呼ばれ、私たちの体に必要な栄養素。脂質は内臓などに貯蔵されて体を動かすエネルギーとして利用されたり、細胞膜や血液を作る材料になったりします。しかし、油には体に良い働きをしてくれるものと、体内に蓄積されて肥満につながってしまうものがあります。油の種類や摂取量に気をつけながら、必要量をきちんと摂ることが大事です。

油には原料や製造法などによりさまざまな種類があります。油の中で「オメガ3」と「オメガ6」は人間の体内で作れない成分なので「必須脂肪酸」と呼ばれていて、食事からバランスよく摂取する必要があります。

「オメガ3」には、えごま油（しそ油）、あまに油などの「α-リノレン酸」、次項（104ページ）で詳しく触れますが、青魚に含まれる「DHA、EPA」などがあります。α-リノレン酸も体内に入るとDHAやEPAに変わります。体内に取り入れられた「オメガ3」は、脂肪として蓄積されずにエネルギーとして消費されます。内臓脂肪や皮下脂肪などの中性脂肪になりにくいため肥満を防ぐことができます。血圧や血糖値を下げたり、血液を固まりにくくして血栓も予防。動脈硬化、心筋梗塞などを防ぐ働きもしてくれるのです。「オメガ3」のうち、α-リノレン酸は酸化しやすいので、えごま油やあまに油を使うときは加熱しないで、ドレッシングとしてサラダにかけたりするのがおすすめ。目安としては一日に小さじ1杯程度を摂取するようにします。それ以上摂るとカロリー過多になる場合があるので注意が必要です。

一方、「オメガ6」にはリノール酸であるひまわり油、大豆油、コーン油などがあります。サラダ油は「オメガ6」の油を生成して作られたもの。「オメガ6」も体にとって必要な成分ですが、ファストフード、スーパーの総菜、カップめんなどに多く含まれていて、最近は過剰な摂取で健康を害することが問題になっています。「オメガ6」を取り過ぎた場合、脂肪として体に蓄積される量が増えて肥満を招きます。食事から摂取した糖を脂肪に変えようとしても、体内にはすでに脂肪が多いため糖を脂肪に変えられず、血糖値も上げてしまうのです。「オメガ6」を取り過ぎないようにするには、炒め物のときにオリーブオイルを使用するといいでしょう。

# 15 一日100gの青魚

高血圧　糖尿病　高血糖

かつては日本の食卓の中心は魚でした。アジ、サンマ、イワシ、サバなどが日常的に食べられていました。ところが食生活の欧米化に伴って、魚に代わって肉を食べる頻度が増え、魚が食卓に上る回数が減少傾向にあります。

やがて2006年に日本人の一日当たりの肉の摂取量が魚介類の摂取量を上回りました。その差は年々広がっています。漁獲量の減少による価格高騰、調理や後始末の大変さなどにより、魚が敬遠されつつあるのです。

青魚には102ページでも触れた「オメガ3」の一種であるDHA（ドコサヘキサエン酸）やEPA（エイコサペンタエン酸）が含まれています。「オメガ3」は体内では作れない成分なので、青魚を食べないと体内でDHAやEPAが不足することになります。

近年、日本人が青魚をあまり食べなくなりDHAやEPAが不足がちになったことが、生活習慣病が増えた原因の一つだといわれています。筋肉を作るために肉を食べることも大事ですが、それとともに魚もしっかり食べる必要があると私は考えます。

ＤＨＡやＥＰＡには中性脂肪やコレステロールを減らして血液の循環を改善し、血圧を下げる働きがあります。ＤＨＡやＥＰＡはインスリンの分泌を促したりインスリンの作用を高める効果もあるため、血糖値も下げてくれます。動脈硬化や心筋梗塞の予防にもなるのです。

青魚の理想的な摂取量は１日に約１００ｇです。目安としてはサンマなら一尾、サバなら一切れ程度です。旬の時期の脂がのったものが最適。ＥＰＡは水に溶け出しやすいので、汁ごとスープや煮物にするとたくさん摂取できます。マグロのトロもＤＨＡが多く、刺身なら３切れほど食べるとよいでしょう。

手軽に青魚を摂りたい場合は、サバの水煮缶などの缶詰を利用するのもいいでしょう。缶詰も１人分１００ｇが目安。食塩不使用のタイプなら血圧が高い人でも安心して使えます。缶詰は値段も手ごろで保存もきくので、ストックしておくと便利です。

## 16 一日大さじ1杯の酢

高血圧
糖尿病
高血糖

「酢」には穀物酢、黒酢、リンゴ酢などさまざまな種類があり、昔から調味料として使われています。殺菌作用や防腐作用が強いので、梅干しなどの保存食づくりにも利用されてきました。酢は食欲増進や疲労回復にも役立ち、免疫力を上げてくれます。活性酸素の発生を防いで病気や老化を防ぐ作用もあります。最近は美肌や腸内環境の改善などの効果も期待されています。

また、酢の主な成分である「酢酸」は、血圧の上昇に関わるホルモンの働きを抑える効果があります。酢には血管を広げる作用もあるため、酢を摂取すると血圧が下がることがわかりました。血圧が高めの人が食酢約15㎖を含む飲料を10週間にわたり毎日飲んだところ、血圧が低下したという研究結果もあります。

酢は血糖値の上昇を抑える働きもします。酢には胃で消化された食べ物が腸に到達する速度を遅くする効果があり、食後血糖値の上昇がゆるやかに。「酢酸」には脂肪の合成を抑えて脂肪の分解を促進する働きもあり、内臓脂肪を減らす効果も期待できます。内臓脂肪が減少すれば糖尿病や脂肪肝になるリスクを下げることができます。

酢は料理に使ったり飲んだりして、毎日、摂取することが望ましいです。一日に大さじ1杯（15㎖）を目安に摂りましょう。私が患者さんにすすめているのは、次のような摂取の仕方です。

**・水で薄めて飲む**

酢は水で5〜10倍に薄めて飲みます。原液のまま飲むとのどや胃の粘膜を傷めるおそれがあるので水で薄めます。酢の種類は黒酢やリンゴ酢など、好みのものでかまいません。15㎖を朝と夜の2回に分けて半量ずつ飲んでもいいでしょう。

**・料理に使う**

酢の物や酢漬けにしたり、ドレッシングの代わりにサラダにかけて使います。肉や魚の煮物に使うと手軽に酢をとることができます。

**・飲み物に混ぜる**

牛乳や豆乳に酢を混ぜて「サワードリンク」にして飲みます。はちみつを足すと味がまろやかになって飲みやすいです。

## 17 大皿より一人分の盛り付けを

高血圧
糖尿病
高血糖

食卓を囲むときに、それぞれのおかずを大皿に盛って出し、食べる人が自分で取り皿に取って食べる場合があります。みんなの分がまとめて盛られているのでボリューム感が出て見栄えも良く、一人分ずつ盛り付ける手間がかからないため、大人数の食事のときには便利です。

ただ、この方法では自分がどれくらい食べたのかわかりにくく、気がついたら好きな料理ばかりたくさん食べていた、ということもあるようです。お皿を空にするために、最後に残った分を少し無理して食べる人もいるでしょう。食べ過ぎてしまったり、塩分や糖質の取り過ぎにつながることがあります。反対に、野菜や海藻など苦手なおかずがあっても手を出さなくて済んでしまうため、栄養が偏る可能性も。大皿に盛られた食事は、栄養バランス良く適量を食べるのが難しいことがあります。

大皿の料理を食べるときには、どれくらいの量を食べるのがいいのか見極めたうえで、たんぱく質を含む食品や野菜をしっかり食べて糖質を控えめにすることを意識します。そして、カロリーの取り過ぎにならないように、腹八分目で箸を置くことが大事です。

おかずにソースやケチャップをつけるときにはコツがあります。料理の上からかけるのではなく、小皿に調味料を入れて、おかずを調味料につけて食べるのです。こうすれば、糖質や塩分の多い調味料の量を少なくできます。

血圧や血糖値を抑えるためには、料理をあらかじめ一人分ずつ小皿に分けて盛り付ける方法を取り入れるといいのではないかと私は考えます。自分で食べる量を把握できて、「たくさんあるからつい食べ過ぎてしまった」ということも防げます。

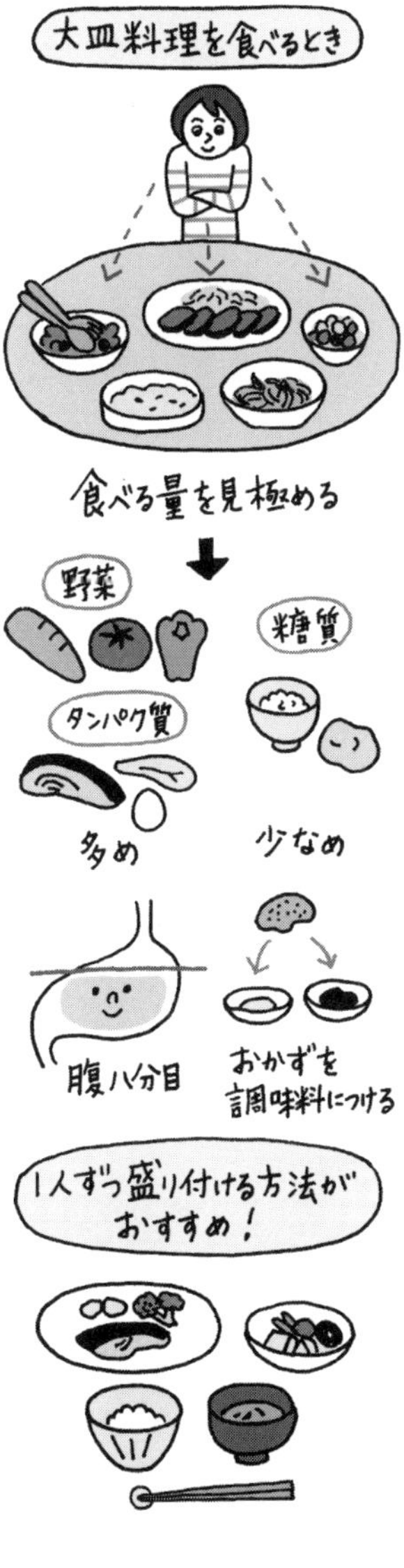

## 必読！ 運動を始める前に

ここでは、家の中で手軽に代謝を高め、脂肪燃焼できる運動を紹介します。食事の後やテレビを見ながらすぐできる運動ばかり。屋外でもできる運動も併せて紹介します。自分にとってどんな運動が効果的かをまず考え、継続できる簡単な運動をする習慣を身につけることが大切です。

運動は、次の3つの種類に分けられます。

★筋力運動…筋肉を増やすための運動で、スクワットやダンベル体操など
★有酸素運動…脂肪を燃やすための運動で、ウォーキングなど
★ストレッチ運動…血液の循環を促すための運動で、ストレッチ体操や柔軟体操など

筋力運動で筋肉を増やし、その筋肉を利用して有酸素運動で脂肪を燃やし、ストレッチ運動で筋肉をいたわります。各1種類、計3種類を「ちょっときつめ」の運動の強度を目安に週3～4回行なうといいでしょう。

ただし、病気にならないための予防としては全く問題ありませんが、特に糖尿病になっている人、疑いのある人は自己判断でするのは避けてください。

気をつけないといけないのが、空腹時は低血糖に近い状態なので、息が切れるような激しい運動はしないことです。体調不良になったときはすぐにやめて無理をしないようにします。

特に、血糖降下剤や降圧剤などの服薬治療を行なっている方は、運動により血糖値や血圧が急に低下することがあります。また、急に激しい運動をすると血圧が急に上がり、心筋梗塞《しんきんこうそく》や脳梗塞にもなりかねないからです。

運動を始める際は、必ず主治医に相談しましょう。

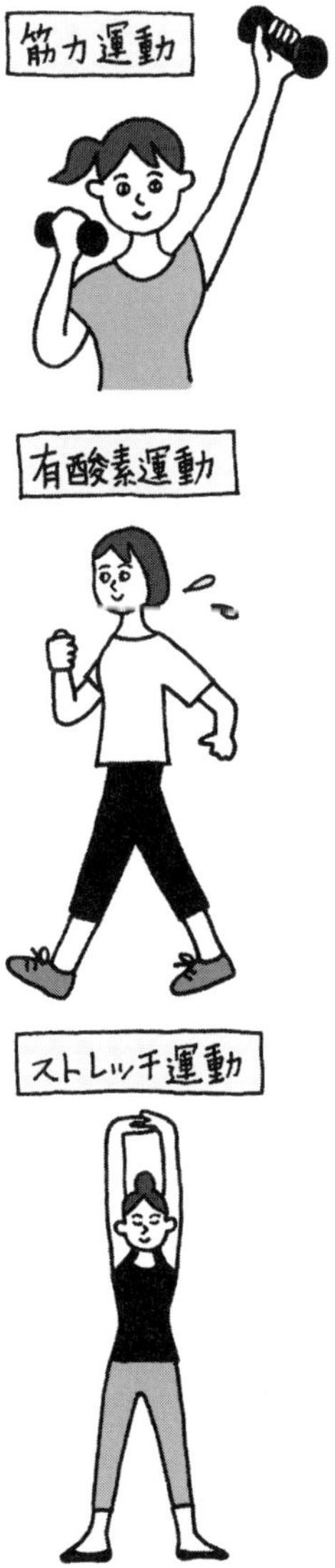

# 1 霜降り筋肉からの脱却

高血圧　糖尿病　高血糖

中性脂肪には「皮下脂肪」「内臓脂肪」「異所性脂肪」の3種類があり、体にたまる順番があります。はじめに「皮下脂肪」、次に「内臓脂肪」、最終的に筋肉や臓器にたまる「異所性脂肪」へと移行していきます。

①皮下脂肪……食事から摂取した栄養がエネルギーとして消費されずに皮膚のすぐ下に脂肪として蓄積される脂肪が「皮下脂肪」です。お尻や下腹部、太ももなどの下半身に脂肪としてつきやすく女性に多いです。

②内臓脂肪……食事から摂取した栄養が消費されずに、おなかを中心にした内臓周辺につく脂肪が「内臓脂肪」です。上半身に脂肪がつきやすく血圧、コレステロール、血糖などの数値が高い傾向にあり、健康リスクを抱えていることが多いです。

③異所性脂肪……「皮下脂肪」「内臓脂肪」とは違う「第三の脂肪」と呼ばれているのが「異所性脂肪」です。すい臓や肝臓、心臓などの臓器や、全身の筋肉に直接つ

く脂肪です。体型からは見分けがつかないため、やせていても異所性脂肪がついている場合があるのです。異所性脂肪がついた筋肉を「霜降り筋肉」と呼んでいます。

本来、筋肉は血液中のブドウ糖を取り込んで蓄えています。しかし、筋肉に脂肪が蓄積して「霜降り筋肉」になると筋肉自体の機能が低下。筋肉がブドウ糖を取り込めなくなり、血糖値が上昇してしまいます。

「霜降り筋肉」をそのまま放置していれば、それだけ高血糖から糖尿病になったり、高血圧へのリスクが高まったりします。そうならないためにも、運動をして体の代謝を活発にし、食事から摂《と》ったエネルギーをうまく消費することが大事です。

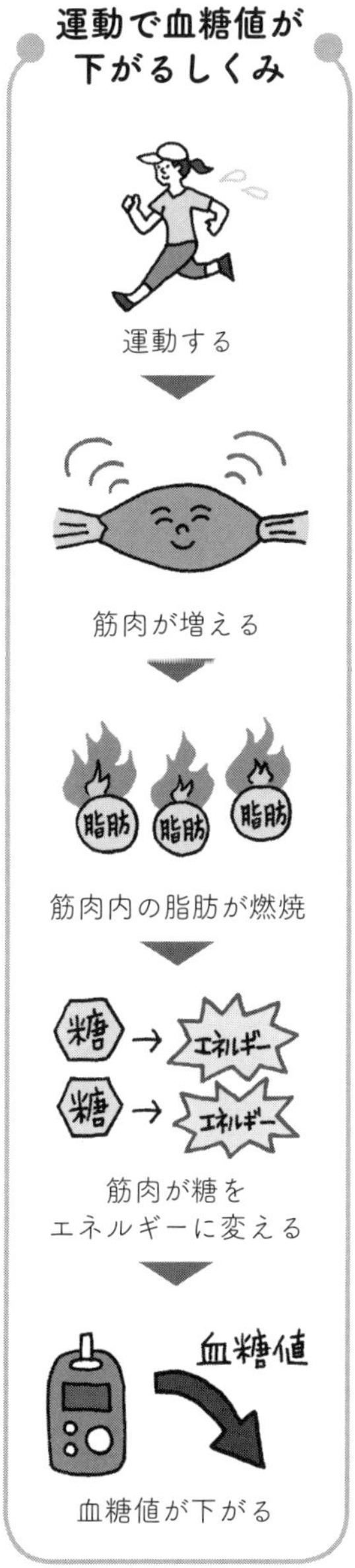

## 2 運動は腹式呼吸とセットで

高血圧　高血糖

腹式呼吸でゆっくり息を吸ったり吐いたりすると、次のような二つの血圧を下げる効果が期待できます。

一つめは、腹式呼吸をすると心臓に戻る静脈の血流が減り、心臓から送り出される血流も抑えられて血圧が下がります。

二つめは、心身がリラックスするため自律神経の副交感神経が優位に働き、副交感神経の作用によって血圧が下がります。逆に交感神経が優位に働くと血圧は上昇するのです。このように腹式呼吸には降圧効果があります。ただし、一時的な降圧効果が期待できるだけで、慢性的に血圧の高い状態を改善するものではありません。

最近の研究では、有酸素運動だけを行なうよりも、腹式呼吸を一緒に取り入れると血圧がより低下することが明らかになっています。運動と組み合わせることで血糖値と中性脂肪を下げる効果もあります。

## 3 一日3セット「ながらウォークスクワット」

高血圧　糖尿病　高血糖

手と足を交互に動かすことで、体の基礎代謝を良くして筋肉を鍛えます。最初に始める体操としておすすめです。

### やり方【１セット】

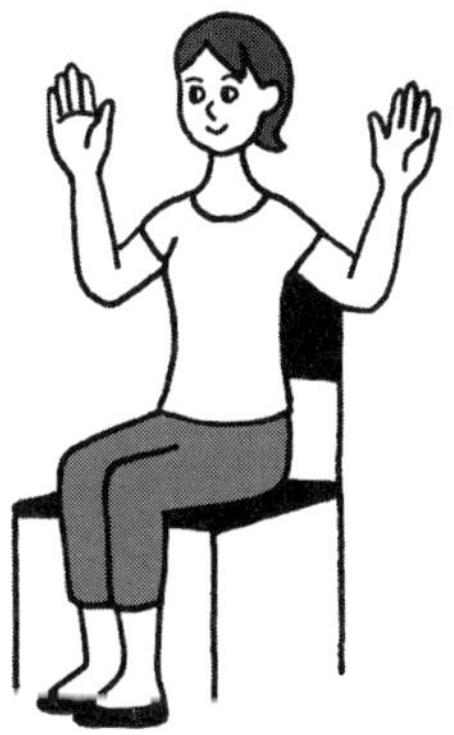

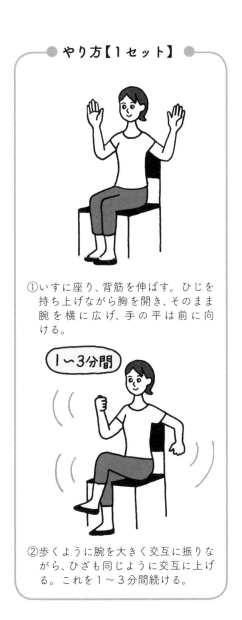

①いすに座り、背筋を伸ばす。ひじを持ち上げながら胸を開き、そのまま腕を横に広げ、手の平は前に向ける。

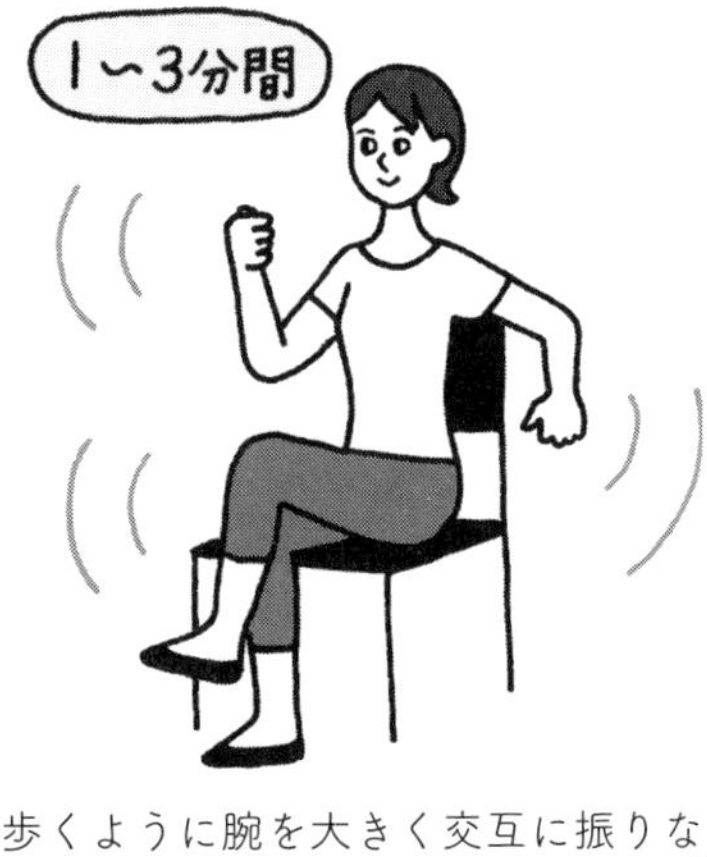


②歩くように腕を大きく交互に振りながら、ひざも同じように交互に上げる。これを１〜３分間続ける。

## 4
# 一日3セット「ながらもも上げスクワット」

高血圧　糖尿病　高血糖

太ももの筋肉を鍛えることで、基礎代謝が高まり、効率的に脂肪燃焼ができます。血流も良くなります。

### やり方【1セット】

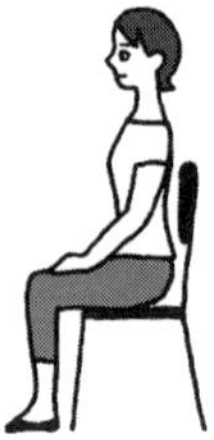

①いすに座って前を向き、背筋を伸ばす。

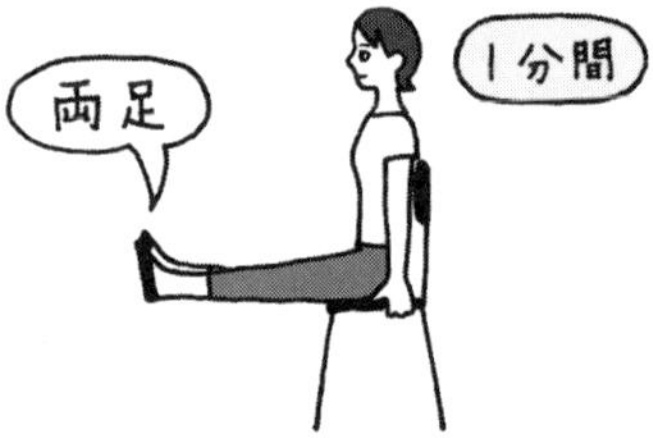


②上半身はそのままの状態で、両足を一緒に一度、上に持ち上げる。このとき太ももの筋肉に力が入っているかを確認し、1分程度持続する。

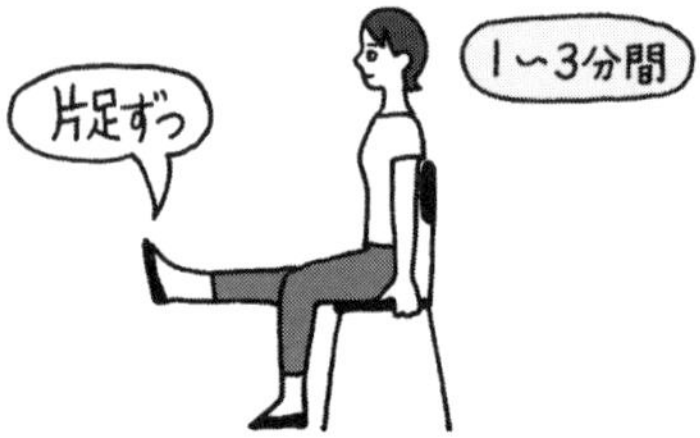


③次に両足ではなく、片足ずつリズミカルに交互に上げ下げする。これを1〜3分間続ける。

## 5 一日3セット「かかと落としストレッチ」

高血圧　糖尿病　高血糖

筋肉の脂肪燃焼とかかとの骨から分泌されるホルモンが、すい臓の働きを活性化させてくれます。体力がない人はいすに座って行なっても効果を実感できます。

### やり方【1セット】

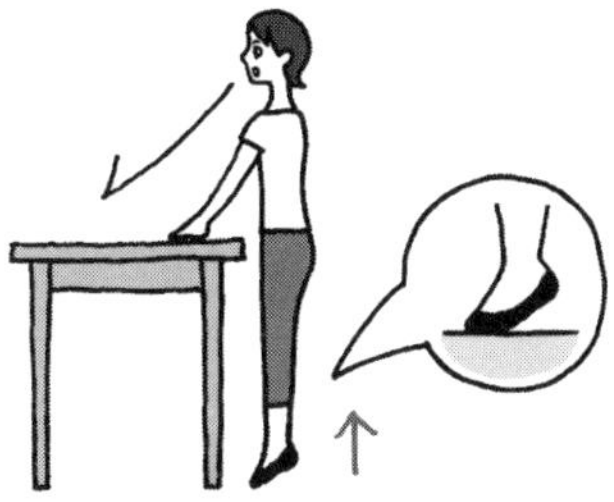

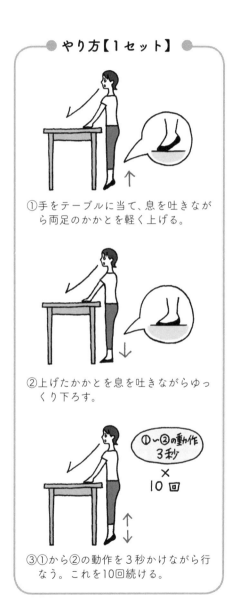

①手をテーブルに当て、息を吐きながら両足のかかとを軽く上げる。

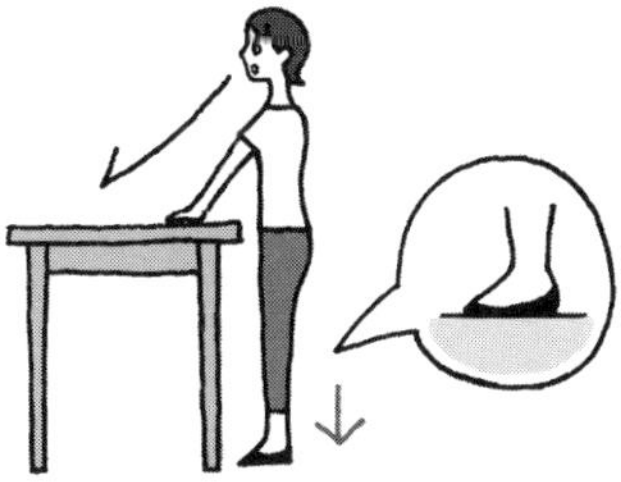

②上げたかかとを息を吐きながらゆっくり下ろす。

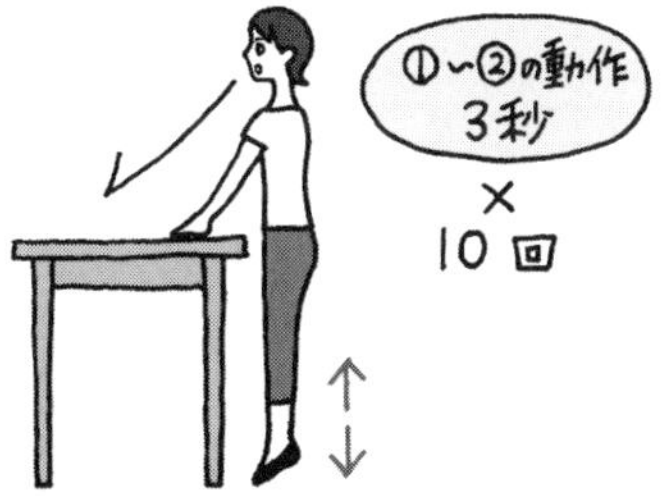


③①から②の動作を3秒かけながら行なう。これを10回続ける。

## 6

# 一日何度でも「胸を大きく開くストレッチ」

高血圧　糖尿病　高血糖

しっかりと深い深呼吸をするために胸や背中を動かします。胸を大きく開くことでリラックスできて副交感神経が優位に。血圧を下げる効果があります。

### やり方

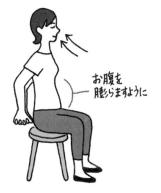

①いすに座り、手を後ろに回して軽く組む。肩の力を抜き、おなかを膨らますようにして、大きく息を吸う。

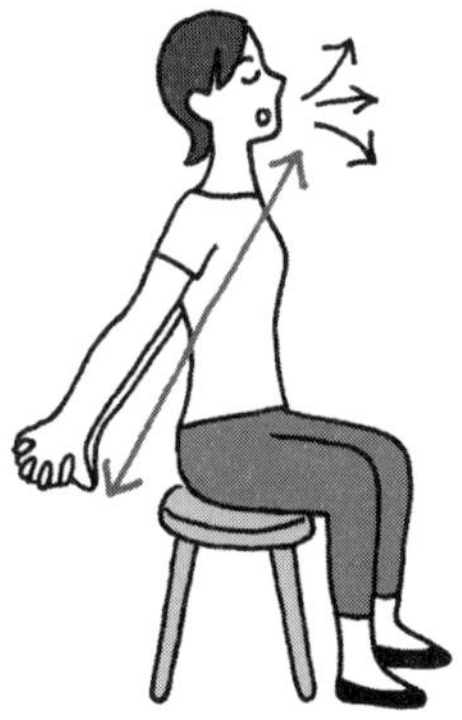

②後ろに組んだ腕のひじを伸ばし、肩を下げて胸を突き出し、ゆっくりと息を吐ききる。このとき背筋をまっすぐにして、胸と腕で引き合うように。

# 7 一日2セット「脂肪燃焼スクワット」

高血圧　糖尿病　高血糖

毎日コツコツ行なえば、短い時間でも効果が出やすい運動です。筋肉（太ももの筋肉）を鍛えれば血糖値を下げやすくなります。

## やり方【１セット】

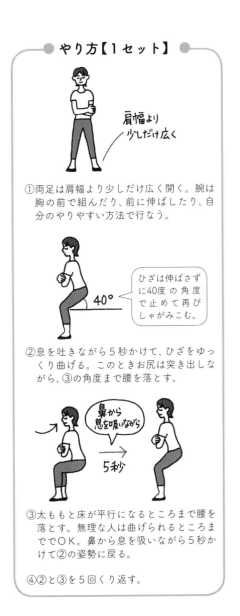

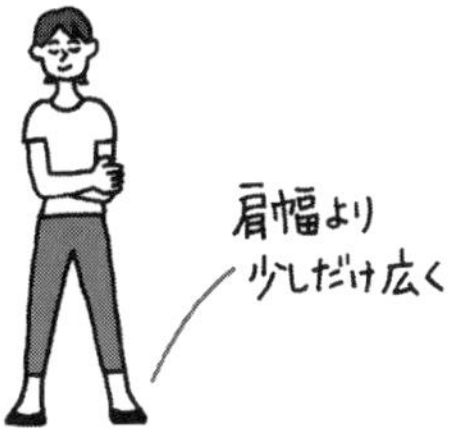
肩幅より
少しだけ広く

①両足は肩幅より少しだけ広く開く。腕は胸の前で組んだり、前に伸ばしたり、自分のやりやすい方法で行なう。

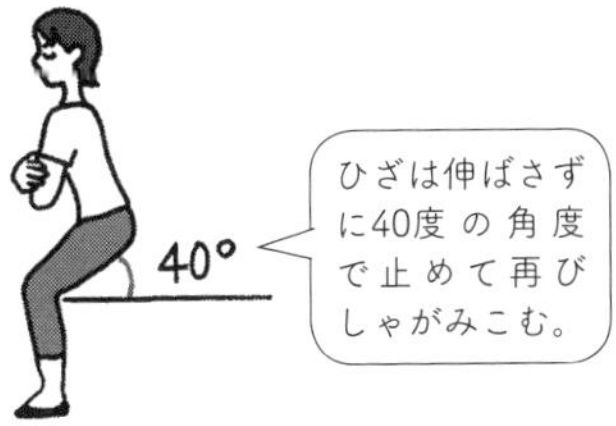


ひざは伸ばさずに40度の角度で止めて再びしゃがみこむ。

②息を吐きながら５秒かけて、ひざをゆっくり曲げる。このときお尻は突き出しながら、③の角度まで腰を落とす。

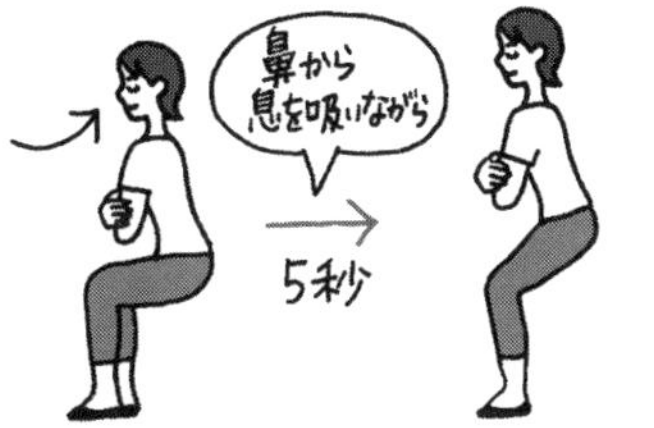
鼻から
息を吸いながら
5秒

③太ももと床が平行になるところまで腰を落とす。無理な人は曲げられるところまででＯＫ。鼻から息を吸いながら５秒かけて②の姿勢に戻る。

④②と③を５回くり返す。

## 8 食前空腹時のウォーキング

高血圧 糖尿病 高血糖

日常生活の中で運動をする機会を増やすことはとても大事です。ただ、運動の習慣がない人が急に運動に取り組むのは容易ではありません。無理なく始められる有酸素運動のウォーキングから始めてみましょう。

移動手段として歩く機会を増やすだけでも効果が実感できます。42ページでも触れましたが、交通手段である電車に、ひと駅先の駅まで歩いてから乗車したり、エレベーター、エスカレーターの利用はやめて階段を使えば、足の筋肉を使い歩数を増やすことができます。その結果、脂肪を減らし、血圧の上昇が抑えられるのです。

まず、最初は一日の目標歩数を5000歩に設定して、少しずつ増やしていきます。始めから目標歩数を10000歩に設定すると、なかなかクリアすることができずに、断念してしまうことも。無理なく取り組める歩数から始めて、少しずつ増やしていきます。

また、食事の30分前（空腹時）に行なうといいでしょう。空腹時に体に負荷が少ない運動を長めに行なうことで、体の脂肪をエネルギーとして燃焼できるからです。

ただし、空腹時は低血糖に近い状態なので、息が切れるような激しい運動はしないように気をつけてください（１１０ページ参照）。まずは、食事の30分前に軽めのウォーキングをすることから始めてみましょう。

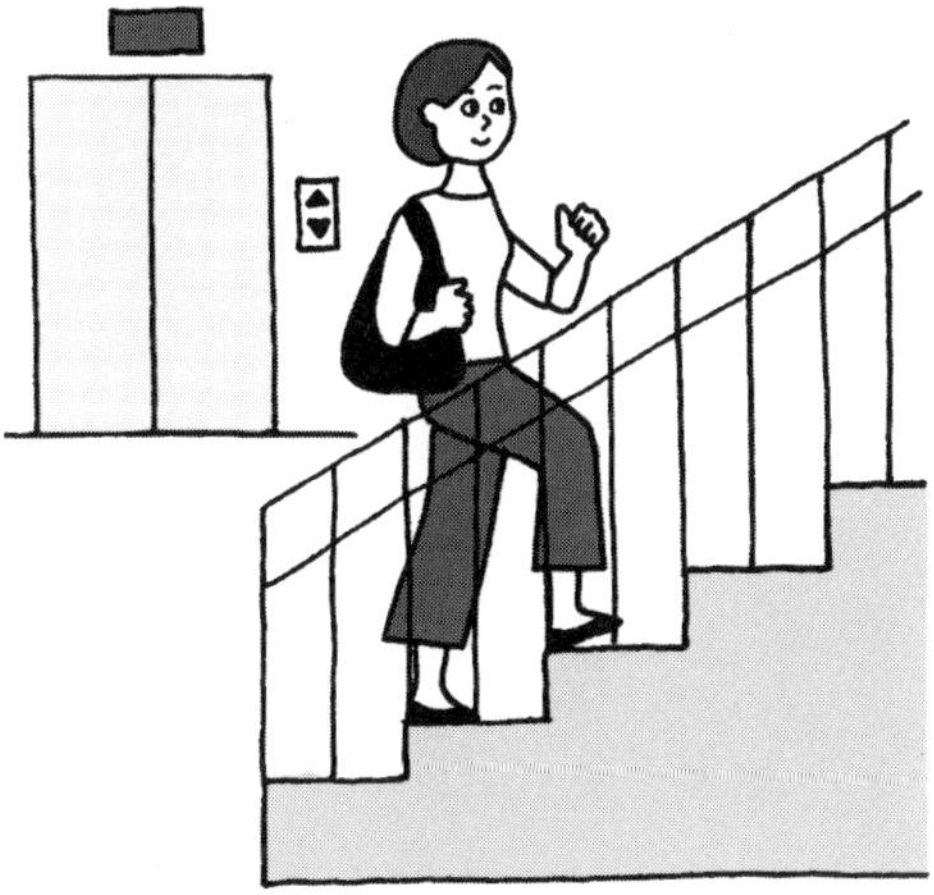

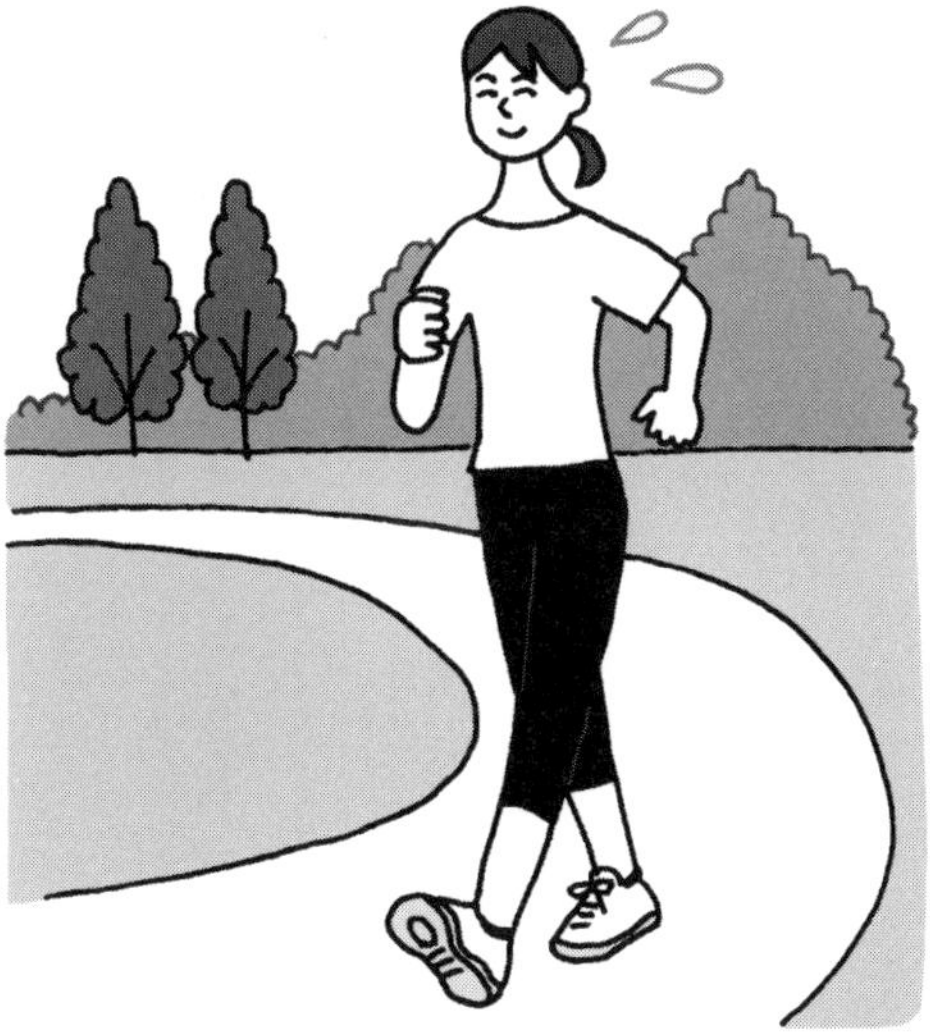

# 9 一日30分の「インターバル速歩」

高血圧　糖尿病　高血糖

もう少し脂肪を燃焼したい人には、下記の「インターバル速歩」を。一日に30分以上、週4日を目安に行なうことで高血圧が改善するという研究報告があります。

また、心拍数が増えて血流が多くなり、血管内壁に収縮が起こり一酸化窒素が発生して、さらに血管の収縮、拡張をスムーズに。血圧だけでなく、高血糖にも効果があることがわかっています。

### インターバル速歩のやり方

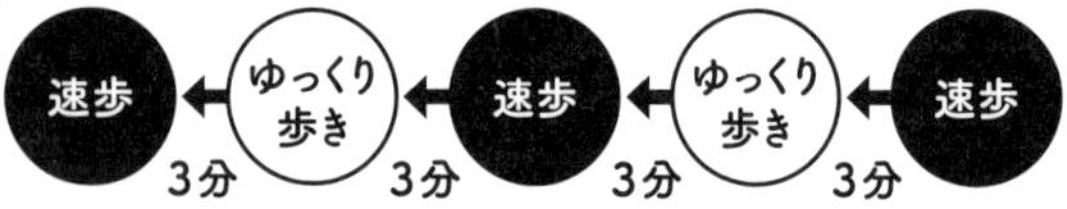


1日30分以上、週4日行なう

高齢などで負担が重いときは…

朝：速歩2分→ ゆっくり1分→ 速歩2分→
ゆっくり1分→ 速歩2分→ ゆっくり1分

昼：速歩2分→ ゆっくり1分→ 速歩2分→
ゆっくり1分→ 速歩2分→ ゆっくり1分

夕：速歩2分→ ゆっくり1分→ 速歩2分→
ゆっくり1分→ 速歩2分→ ゆっくり1分

速歩の合計タイム18分（朝6分＋昼6分＋夕6分）

出典：NPO法人熟年体育大学リサーチセンター
「インターバル速歩」を基に改変

# 第3章

# 健康体を目指して 毎日を生き生き過ごす

# 1

# どんな環境になっても良い食事と運動を生活に取り入れる

昨今、新型コロナウイルス感染症対策で外出自粛要請が出て、家にいる時間が増えた人が多いのではないでしょうか。感染の拡大を抑えるために必要なことではありますが、ふだん健康な人でも運動不足になり、体重が増加しがちです。糖尿病の人にとっても辛《つら》い状況ではないかと私は推測しています。

かつて糖尿病は「ぜいたく病」といわれ、高価なものをおなかいっぱい食べる人がなる病気といわれていました。しかし、いまはぜいたくな食生活をしているわけではなくても、糖尿病を発症するといわれています。

糖尿病と食生活には関連性があり、カロリーの摂《と》り過ぎからメタボ（メタボリックシンドローム）になって内臓脂肪が増えると、糖尿病を発症する危険が高くなります。そして、肥満や糖尿病患者さんに共通しているのが血圧の上昇です。

第1章でも触れましたが、肥満や糖尿病になると血液中に脂肪や糖が増えてドロドロとした血液になってしまいます。そのため、肥満や糖尿病の人は、正常体重の人に比べて高血圧になりやすいといわれています。

外出が自由にできない環境が続けば、誰もが肥満、高血糖、高血圧のリスクを抱えることになります。そして、すでに肥満、高血糖、高血圧のどれか一つでも該当している人は、普段の生活を見直し、さらに気をつける必要があることを忘れないようにしましょう。

**血管内の状態**

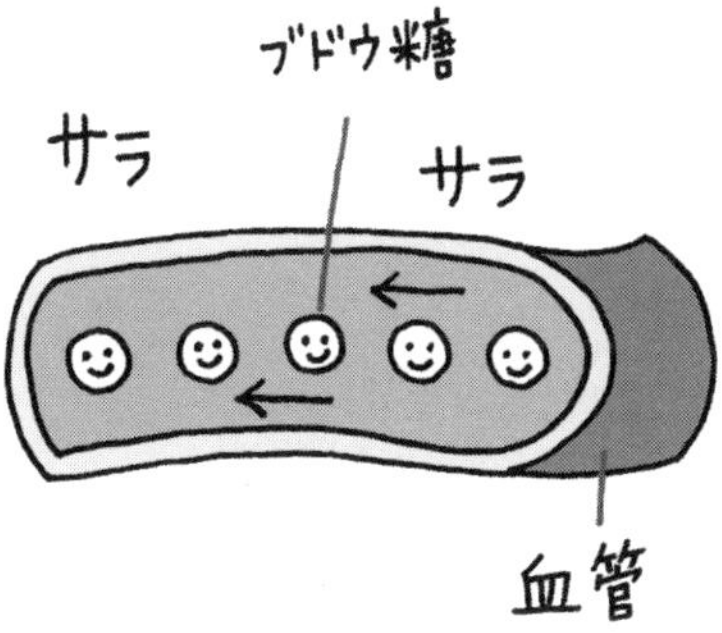


**健康な人の血液**

血管の中をブドウ糖がスムーズに流れている。

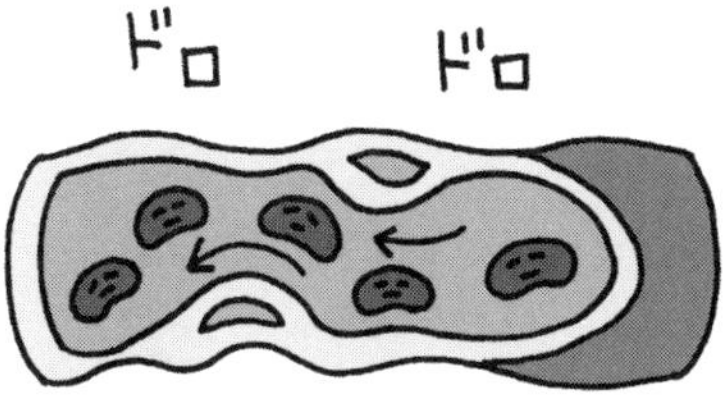


**肥満・糖尿病の人の血液**

ブドウ糖や脂肪が増え過ぎて、赤血球の結合も起こり、血液がドロドロに。

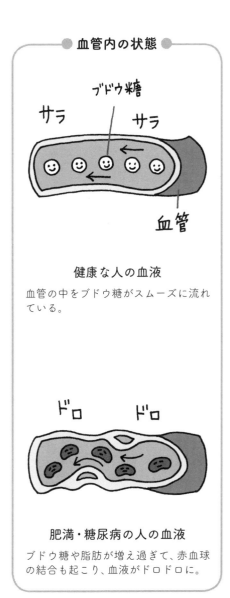

## 2

# 「カロリー」は知っていても「糖質」のことは知らない人が多い

メタボになると食事療法として「カロリー制限」をすすめられることが一般的ですが、思うように改善しない人がほとんどでしょう。仕事や家事に忙しい人が多いことや、コンビニやスーパーなどで簡単に食べ物が買えて、早く、安く、手軽に、という食事が主流になりつつあることも、食事療法がうまくいかない原因になっているかもしれません。また、カロリーについての知識はあっても糖質についての知識が不足している人もいて、ダイエットがうまくいかないケースが見受けられます。

先日あるテレビ番組で管理栄養士さんが、「コンビニの春雨サラダに何かを足せば栄養バランスの良い食事になる」とアドバイスしていました。しかし、春雨は豆やイモのでんぷんが原料なので糖質が高く、高血糖、糖尿病の人は摂取を控えたほうがいい食品なのです。きちんと知っておかないと、誤った方向へ誘導されてしまうリスクがあります。

私がサッポロビール株式会社と共同で、全国の男女１０００人を対象に「食習慣と糖に関する実態調査」を２０１５年に実施した結果、特に50代女性の糖質摂取量が多いことがわかりました（下図参照）。

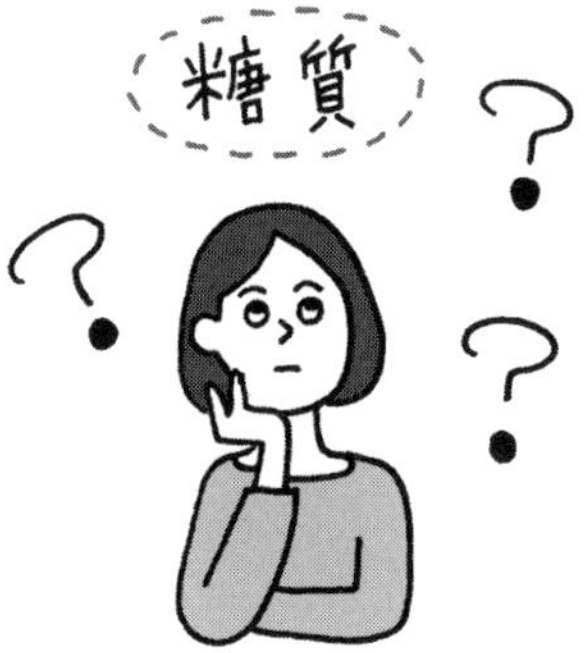


**年代別・一日の食生活で摂取している糖質量**

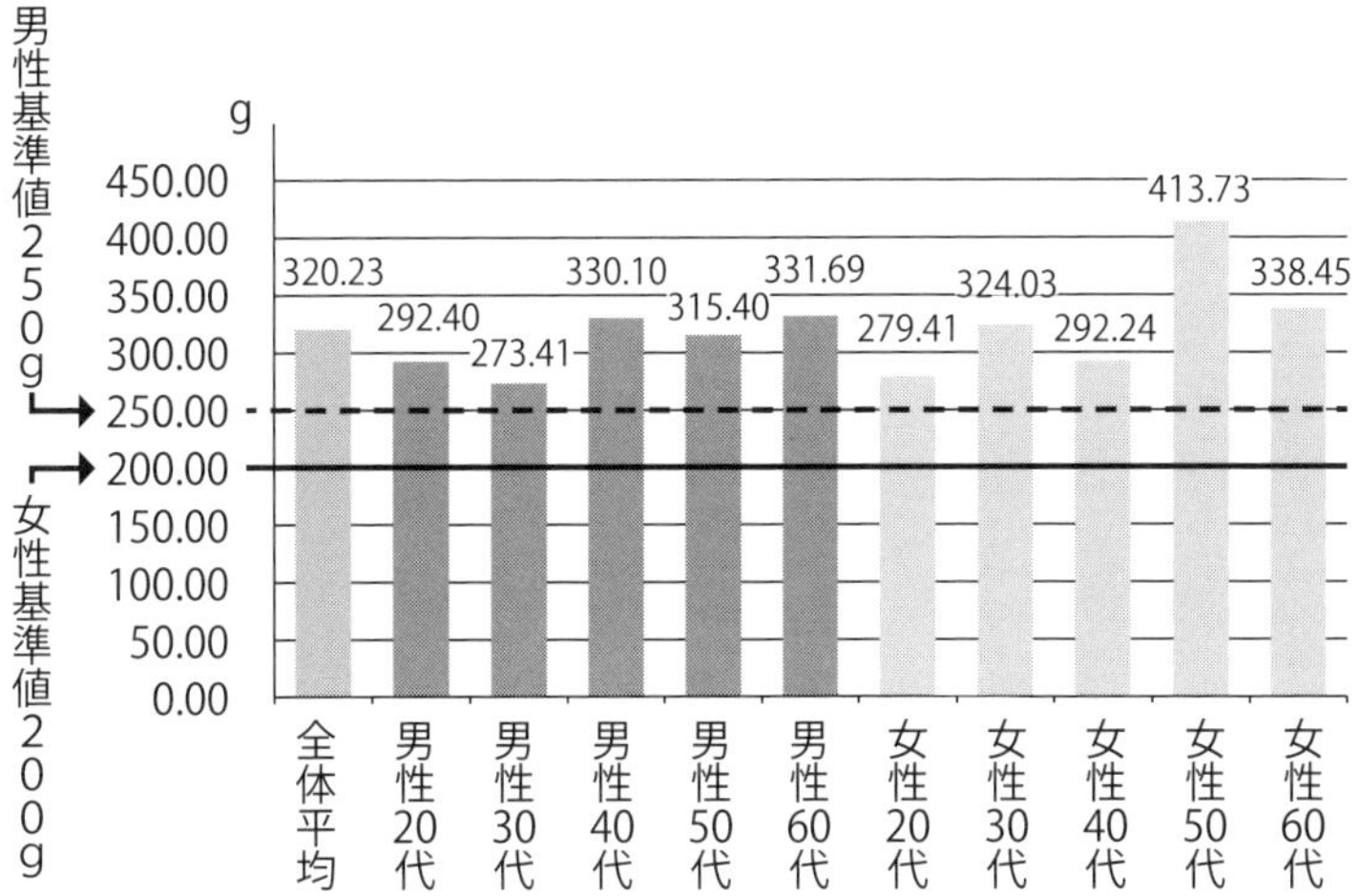


出典：栗原毅・サッポロビール株式会社「食習慣と糖に関する20 ～ 60代男女1000人の実態調査」を基に作成

私が提唱する一日の糖質摂取量の基準値は、女性は２００g（男性は２５０g）です。ところが調査の結果を見ると、50代女性が一日の食事から摂っている糖質の量は４１３・73g。基準値の２倍を超える量を摂取していたのです。角砂糖１個を４gとすると、角砂糖に換算して一日に約１０４個も摂取していることになります。

このような糖質の過剰摂取の原因の一つは、この年代の女性が知らず知らずのうちに糖質の多い間食を摂っていることだと考えられます。

たとえば、せんべい２枚とロールケーキ１切れを比べると、せんべいのほうが太りにくいのではないかと思って、せんべいを選ぶ人が少なくありません。ところが糖質が多い米を原料にしたせんべいのほうが、実はロールケーキよりも糖質を多く含んでいるのです。

調査の結果から、「食生活でカロリーの摂り過ぎに注意している」と答えた人のほうが、糖質を多く摂取している傾向がみられました。糖質に対する認識が不足していて、カロリーと糖質の違いを理解していない人が多いのだと考えられます。

また、「健康に良い」と思って果物《くだもの》を朝食代わりに食べる人がいますが、果物に含まれる糖質は「果糖」といって、吸収スピードが速いのが特徴です。血糖値を急上昇させて、余分な内臓脂肪を増やしてしまいます。ですから、果物の摂り過ぎには気をつけなくてはいけないのです。

このように糖質についての正しい知識を持つことが、糖尿病や肥満を防ぐためには大事だといえるでしょう。

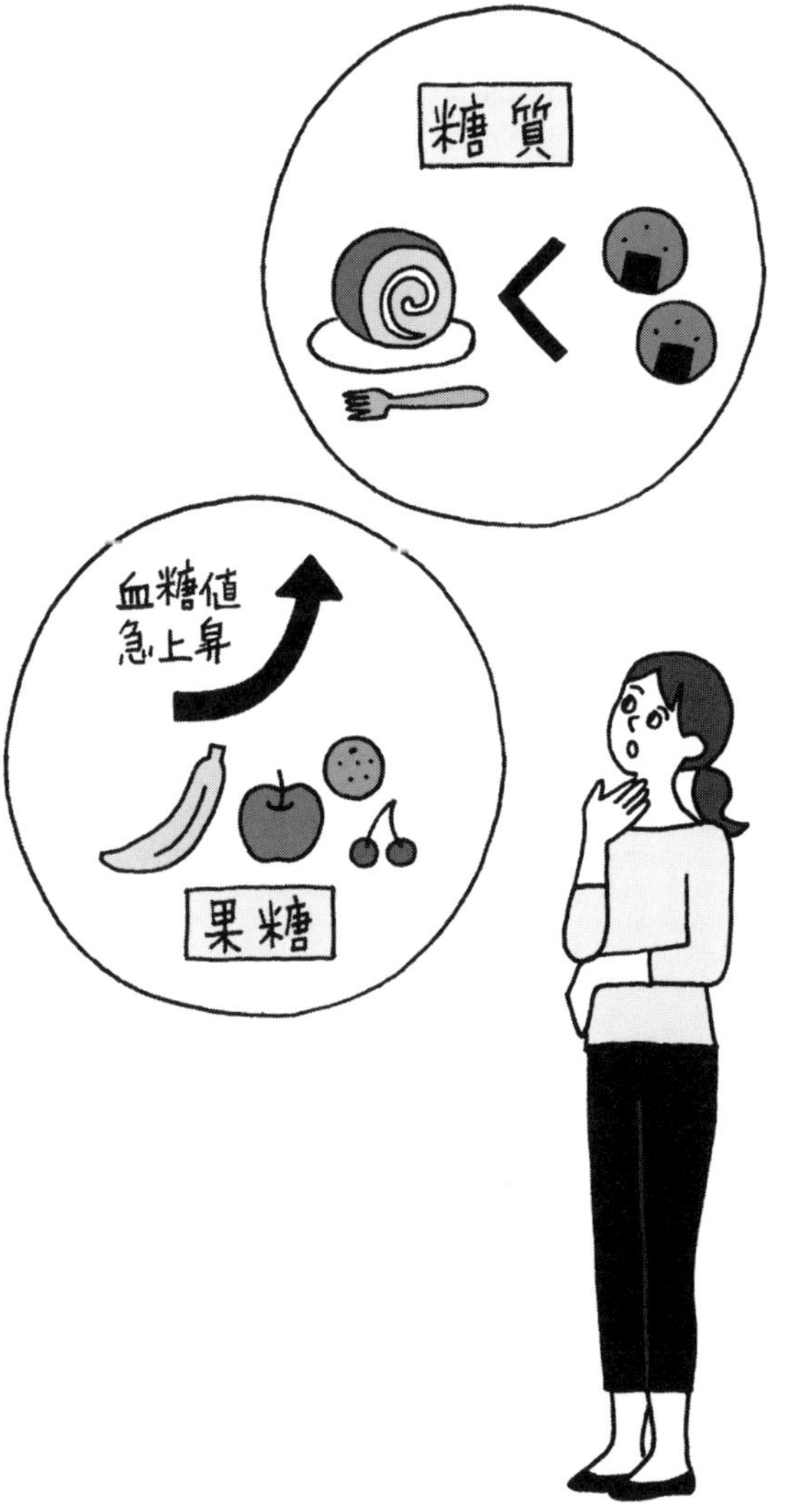

# 3

# 「ダイエット脂肪肝」に要注意

糖質についての知識が不十分な人がいる一方で、最近は「糖質制限」がダイエット法として広まっています。糖質制限は糖質の多いご飯、パン、砂糖などの摂取を控えるダイエット法で、もともと糖尿病の人に対する食事療法として始まりました。減量にも効果があることから注目を集めるようになりました。しかし極端な糖質制限を行なったせいで、かえって「脂肪肝」になるリスクが高まることが。糖質の摂取量を減らし過ぎたために、本来、体に必要な中性脂肪まで不足してしまうのです。

中性脂肪が多過ぎれば脂肪肝につながりますが、健康な肝臓にも2～3％の中性脂肪が、肝臓が働くためのエネルギー源として必要です。厳しい糖質制限によってその中性脂肪まで不足してしまうと、大脳は「体が飢餓状態になった」と認識し、全身から中性脂肪を集めて肝臓に送ります。そのため手や足などの脂肪は失われ、肝臓だけに脂肪が集中して脂肪肝になってしまうのです。このような脂肪肝は「ダイエット脂肪肝」と呼ばれています。ダイエット脂肪肝にならないようにするには、一カ月に3kg以上の減量は行なわないようにします。極端な糖質制限を行なった人やスポーツクラブで過酷なトレーニングをした人が脂肪肝になった例も報告されています。このように、医師からの指導がない自己流の極端な食事療法や運動療法は、危険なことがあるので注意が必要です。

私が患者さんに伝えているのは、「現代社会は情報があふれているので、病気に関する正しい知識を学びましょう」ということです。血圧や血糖値の数値も大事ですが、さまざまな情報に惑《まど》わされず、自分にとって本当に良い情報かどうかを自分自身で適切に判断することが、これからの治療に大きく関係するのだと考えています。

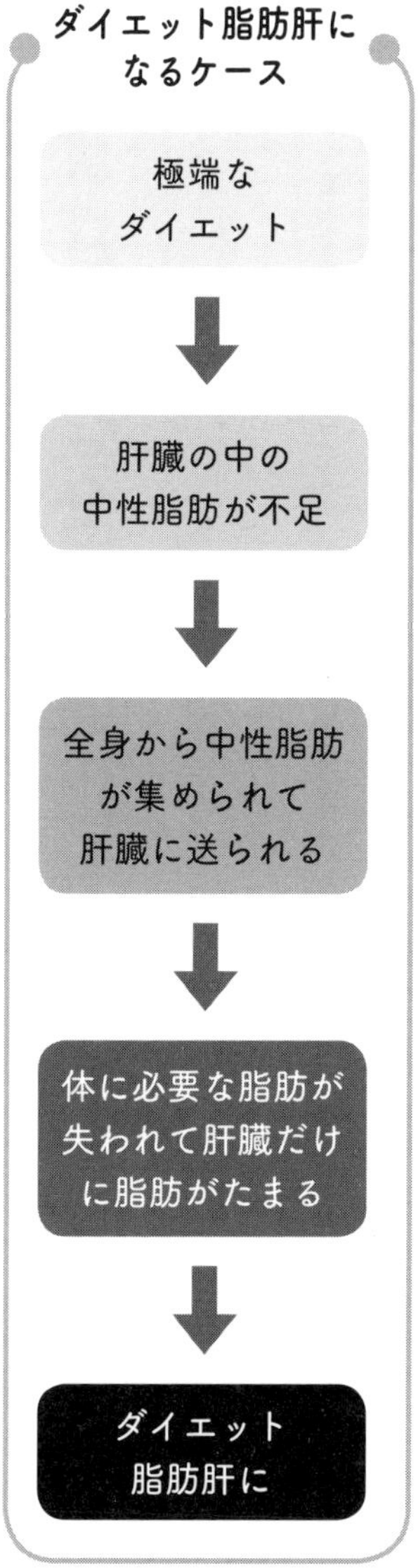
ダイエット脂肪肝になるケース
極端なダイエット
肝臓の中の中性脂肪が不足
全身から中性脂肪が集められて肝臓に送られる
体に必要な脂肪が失われて肝臓だけに脂肪がたまる
ダイエット脂肪肝に

# 4 さまざまな合併症に気をつける

一度、糖尿病になってしまうと、治すためには食事や生活習慣、運動などの見直しが必要になります。そのすべての見直しを怠り、病気をそのまま放置していると、さまざまな合併症を引き起こすことになるのです。

28ページでも触れたように、糖尿病でよく起こる三大合併症には「糖尿病網膜症」「糖尿病腎症」「糖尿病神経障害」があります。ほかに、「歯周病」や「感染症」にも気をつけなくてはなりません。そして最近の研究でわかったのが、「認知症」と深い関わりがあることでした。

糖尿病の人はそうでない人に比べて、「アルツハイマー型認知症」や「脳血管性認知症」になるリスクが、2〜4倍高くなることが報告されています。研究結果から「アルツハイマー型認知症」の原因とされているアミロイドβの脳への蓄積が、インスリンと関係していることがわかってきました。糖尿病の人はインスリンの働きが悪くなっているため、インスリン不足から脳内にアミロイドβが蓄積されやすくなるからです。

また、糖尿病の患者さんは動脈硬化《どうみゃくこうか》を引き起こすことがあり、それが原因で「脳出血」や「脳梗塞《のうこうそく》」を発症する確率が高くなります。そのため、脳の神経細胞が死滅して「脳血管性認知症」へと進行するリスクが報告されています。

このように、糖尿病を発症すれば、さまざまな合併症を併発することになることも知っておきましょう。

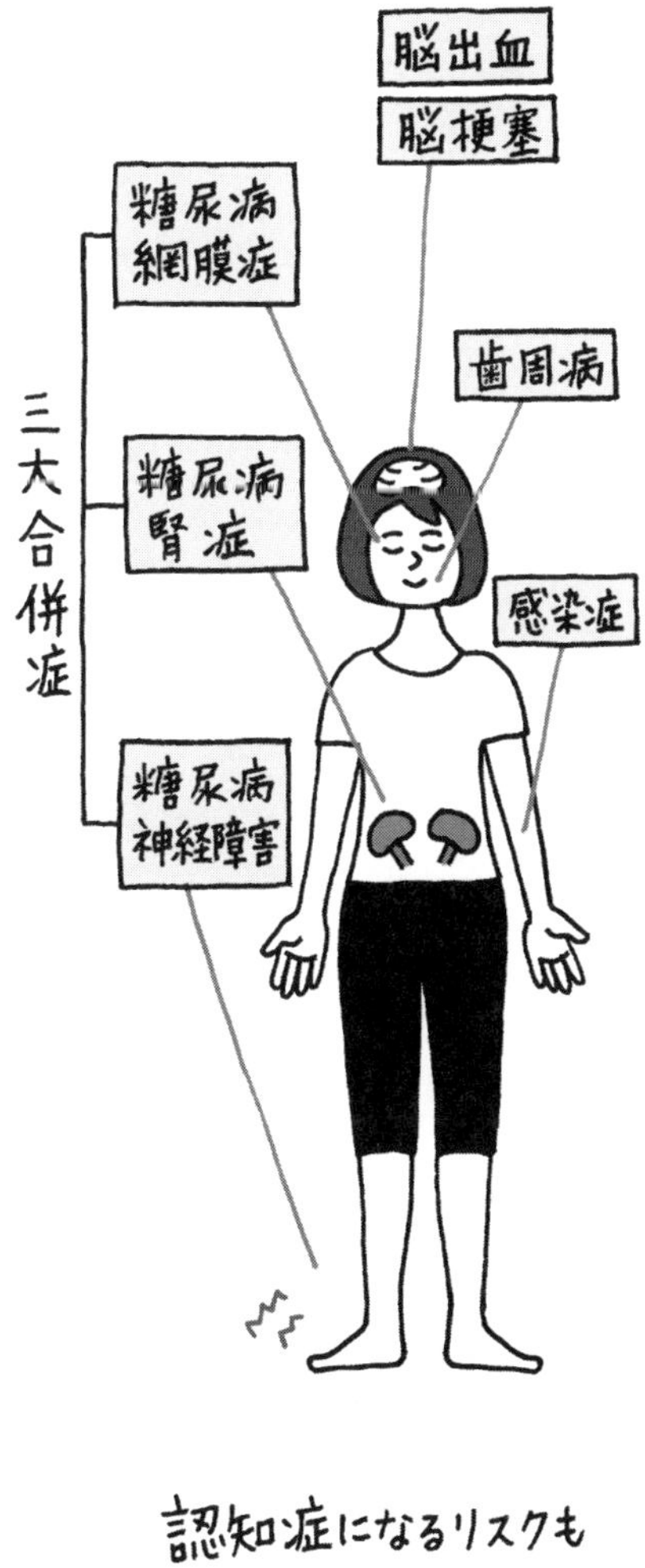
脳出血
脳梗塞
糖尿病網膜症
歯周病
三大合併症
糖尿病腎症
感染症
糖尿病神経障害
認知症になるリスクも

# 5 薬に頼らず生活習慣の改善を目指す

「糖尿病」という病気は、ある日突然発症する病気ではありません。日頃の食べ過ぎや飲み過ぎ、運動不足などの体に良くない生活を何年も続けた末に発症することが多いといえます。最初のうちは検査結果が正常範囲でも、少しずつ数値が上がっていき、元に戻らなくなってしまうのです。

糖尿病予防のための一つの目安となるのが「ヘモグロビンA1c」の値です。日本糖尿病学会によると、合併症を予防するための血糖コントロールの目標値は7・0%未満とされています。自治体や会社で実施している健康診断や人間ドックなどを受けた際に、自分の検診結果をよく確認します。血糖値が高かったときには、放置せずになるべく早く医療機関を受診するようにします。

糖尿病と診断されると、医師からまず食事の改善や運動を提示されますが、真面目《まじめ》に取り組む患者さんは少ないのが現状です。血糖値が改善されずに、飲み薬やインスリン療法に頼ってしまう人が多いようです。しかし、薬は糖尿病を根本から治すものではありません。飲み始めると次第に効果が薄れてきて、複数の薬を服用するようになっていくことがあります。薬は肝臓で吸収されるため、たくさんの薬を体内に取り込めば肝臓に負担がかかってしまいます。そのせいで肝機能が低下することも。薬による副作用の心配もあります。特に気をつけなければいけないのが「低血糖」です。低血糖になると、震えや動悸《どうき》、眠気などさまざまな症状が出て、重症になると意識がなくなり、昏睡《こんすい》状態になることもあるからです。

ですから私は、できるだけ薬を使わない治療を心がけています。ヘモグロビンA1cが9～10％台というような高い値の患者さんには、一時的に薬を処方することもありますが、数値の改善がみられたら薬をやめて、食事療法と運動をすすめています。

私のクリニックでは、患者さんが食事療法と運動に真面目に取り組むことで、薬を飲んでいたときよりも数値が良くなるケースが多くみられます。医師や薬に頼るのではなく、自分で治そうという意識を持つことが大切だといえます。

## 6 自分にとって無理なく簡単に行なえる方法を見つける

自分で意識するようにしてもなかなか始められない人もいるでしょう。そんなときには、私が糖尿病や肥満の患者さんに提唱している「スクワット」（115ページ〜）や「主食のちょいオフ」（38ページ参照）を実践してみてください。

「スクワット」は、糖尿病の人は主治医に相談しながら始めてください。

食事療法である「主食のちょいオフ」は、主食であるご飯やパン、麺類などの一日の摂取量を10〜15％減らします。糖質をほんの少し減らすだけで、たんぱく質を含む食品や野菜などのおかずはしっかり食べられるため、空腹を感じることはなくストレスにもなりません。取り組みやすくて楽に減量できます。

外食するときには、どんなメニューを選べばいいでしょうか。糖質だけの「ざるそば」よりも、たんぱく質を摂れる「牛丼」がおすすめです。牛丼のつゆには糖質が多いのでつゆだくにしないようにして、ご飯は少し残します。「ハンバーグ定食」などの定食を頼むときはご飯を少なめに。ビュッフェやサラダバーのあるお店なら、野菜やおかずをたくさん食べられて糖質を控えられます。

これらの改善方法を続けることによって、何年も薬を飲み続けている患者さんのヘモグロビンA１cの数値が、たった二カ月で改善された例も報告されています。

特に糖尿病の人も、糖尿病予備軍の人も、「薬に頼らなくても糖尿病は改善できる」ということを信じて、さっそく今日からでも実践していただきたいと思います。

「ざるそば」より「牛丼」を

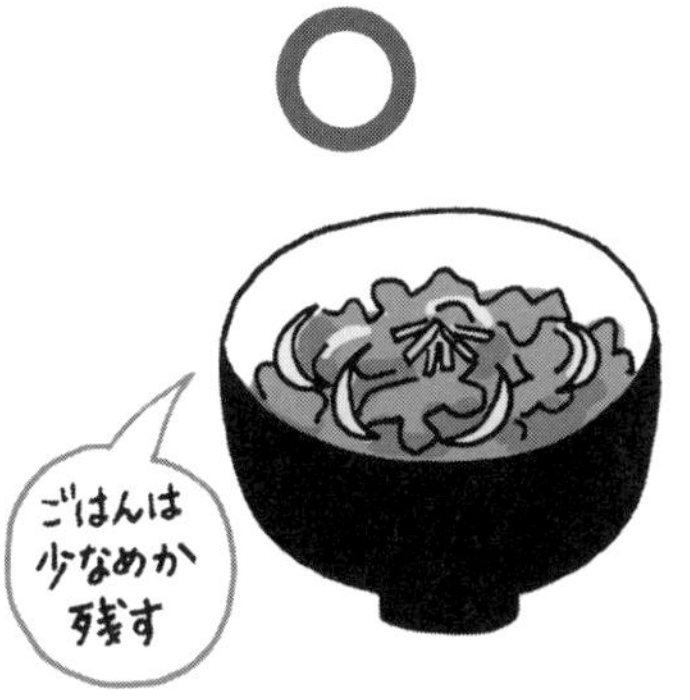


牛丼

肉でたんぱく質がしっかり摂れる。糖質であるご飯は少し残すのがポイント。ごはんは少なめか残す。

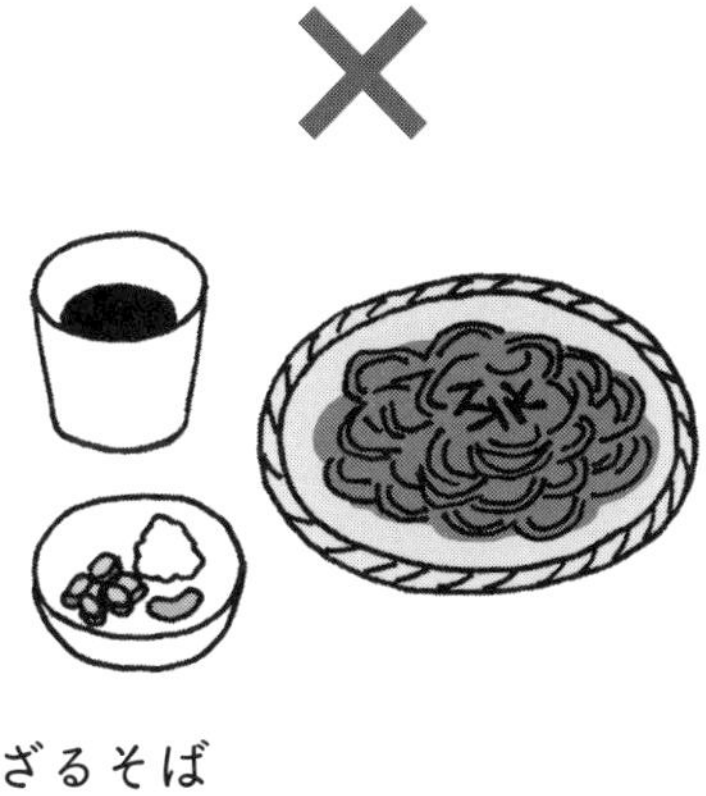

ざるそば

糖質が多く他の栄養素があまり摂れない。早食いして血糖値が急上昇することも。

# 7 高血圧のリスクを減らす生活を実践

人間ドックや健康診断などで高血圧だと指摘されたら、どのように改善していけばいいのでしょうか。私は患者さんにまず、生活習慣を改善するように指導していいます。降圧剤を飲めばいいからと、薬に頼ったまま良くない生活習慣を続けていては、効果が出にくいからです。

高血圧の人の食事を改善するための一番のポイントは「減塩」です。急に塩分を減らすのでは負担が大きいので、無理のないように取り組むことです。一日1gの減塩をすれば、収縮期血圧を約1㎜Hg下げることが期待できます。ほかにも第2章で紹介したウォーキング（120ページ）などの有酸素運動は、血管を広げて血圧を下げる作用があります。生活習慣の見直しも必要で、節酒や禁煙、減量、ストレス解消も効果的です。

これらの生活習慣を見直しても十分に血圧が下がらない場合は、降圧剤を処方することもあります。薬を飲むときに注意しなくてはいけないのは、血圧が安定したからといって自己判断で中止しないことです。血圧が急上昇するリスクがあるため、必ず医師に相談しながら服用します。

また、高血圧は家族性の要因が約60％もあるといわれています。これには、家族が生活を共にする中で、塩分の多い食事や運動しない生活習慣などが似通ってしまうことと、遺伝的な要素の両方の可能性が考えられます。

家族に高血圧の人が多い場合は、子どもも含めて家族ぐるみで減塩に努めましょう。日常的に運動する、薬局で簡単に購入できる家庭血圧計を使って家庭で血圧を測るなど、家族みんなで血圧に対する意識を高めていくことが有用です。

サイレントキラー（静かなる殺し屋）と呼ばれる高血圧は、自覚症状がないまま、ある日突然、脳卒中や心筋梗塞などを引き起こす可能性があります。腎臓の働きを悪くしてしまうことも。朝と晩に血圧を測る習慣をつけて、自分の血圧のパターンを知っておくこと。それが早期発見、早期治療につながり、重大な病気の発症を未然に防ぐことができるのです。

# 8 数値を下げるよりも健康の回復が大事

自分の体は自分で守ることを忘れないでほしいです。日本の病院で行なわれている高血圧や高血糖、糖尿病の治療は、数値を下げる薬が処方される「対症療法」がほとんどです。飲まなくてもよい薬が処方されることもあります。

たとえば、「朝から頭痛がする」ので市販の頭痛薬を飲み、頭痛が治ったおかげで仕事がはかどった、というようなケースであれば薬を飲むのもいいでしょう。

しかし、高血圧や糖尿病の患者さんが服用する薬は、検査値の異常を改善することを目的として処方されたもの。服用しても病気を予防したり、治したりする効果はほとんど期待できないと私は考えています。

たとえば、高血圧の薬とともによく処方されるのが、血中のコレステロール値を低下させる薬の「スタチン」です。このスタチンを使った実験で、スタチンは検査値を下げるための薬であり、動脈硬化や心筋梗塞の予防はできないという結果が出ています。女性は閉経後に女性ホルモンが減少するため、悪玉コレステロール値は高くなる場合が多いです。それは自然の流れなので、薬で数値を下げてもそれがよいこととは限りません。

先ほども触れましたが、薬を服用するときに知っておかなければいけないのが、薬には副作用のリスクがあるということ。スタチンを服用すると、体がだるくなり、元気がなくなることがあります。薬の服用をすすめられても、安易に薬に頼るのはよくないのです。いまの体の状態を伝え、主治医と相談して服用を決定することです。

本気で病気を治したいと思うのならば、自分で真剣に改善に取り組むことが大事です。本章や第2章で説明したように、食事や生活習慣を見直して運動する習慣をつけましょう。毎日コツコツ続けることが健康への第一歩だと私は考えています。

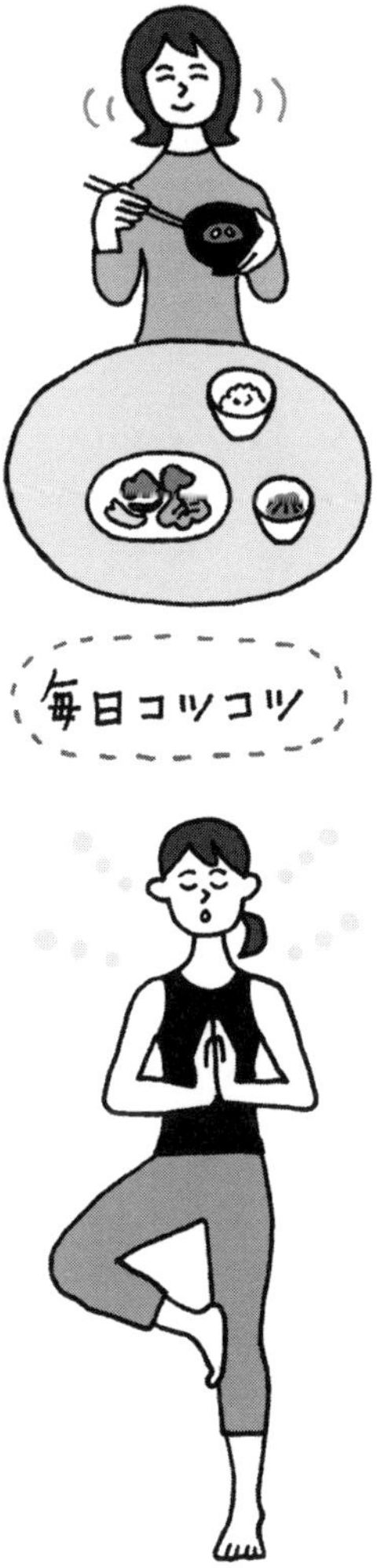

## おわりに

いかがでしたでしょうか。少しでも実行できそうですか？　健診を受けても90％以上の方が何らかの異常を指摘されているのにほとんど放置され、脳梗塞《のうこうそく》、心筋梗塞、認知症に一直線です。多いのは高血圧と高血糖、それに糖尿病です。

病気を予防したり治したりするのは病院でも医師でもない、皆さまご自身です。まず、健診の結果を謙虚かつ切実に受け止めてほしいと思います。生活習慣のゆがみが、正確に結果に反映されています。当たり前ですが、食事の摂《と》り過ぎと運動不足が原因です。しかし、改善することが、極めて難しい。なぜか。改善しようとする意識が希薄だからです。自分だけは病気にはならない、と変な確信を持っているのです。

人は、病気になって初めて健康のありがたさを知るといいますが、それでは遅いのです。健康は何ものにも代えがたい自己資本なのです。「手遅れ」と言われる前に本書を参考に、「健康長寿」を目指していただければ嬉《うれ》しいです。

二〇二〇年六月

栗原　毅

# 参考文献

『高血圧治療ガイドライン2019ダイジェスト』（日本高血圧学会）
『糖尿病の食事はここだけ変えれば簡単にヘモグロビンA1cが下がる』
栗原毅（主婦の友インフォス）
『医者が教える「生活習慣病」薬いらずの特効法』POWER MOOK51（大洋図書）
『〈高血圧〉血圧がぐんぐん下がるコツがわかる本』
野村喜重郎監修（主婦の友インフォス）
『セルフ・メディカ　予防と健康の事典』栗原毅監修（小学館）
『名医が教える「本当に正しい糖尿病の治し方」』栗原毅（エクスナレッジ）
『薬なしでも女性の血圧は下げられる！』天野惠子（PHP研究所）
『［糖尿病］ヘモグロビンA1cをラクに下げるがんばらない食べ方』
栗原毅（PHP研究所）

〈著者略歴〉
栗原 毅（くりはら・たけし）
栗原クリニック東京・日本橋院長。医学博士。日本肝臓学会専門医。前慶應義塾大学特任教授、前東京女子医科大学教授。医療過疎地とテレビ電話を利用した遠隔医療を行なうなど、予防医学の実践者として活躍している。「血液サラサラ」の名付け親でもある。
主な著書に『誰でもスグできる！ みるみるコレステロールと中性脂肪を下げる200％の基本ワザ』『誰でもスグできる！ 脂肪肝をぐんぐん解消する！ 200％の基本ワザ』（以上、日東書院本社）、『女性の「脂肪肝」がみるみる改善する方法』『【糖尿病】ヘモグロビンＡ1ｃをラクに下げるがんばらない食べ方』（以上、ＰＨＰ研究所）など多数。

**薬に頼らず自分で改善！**
**女性の高血圧・高血糖・糖尿病**

2020年８月11日 第１版第１刷発行
2023年４月７日 第１版第６刷発行

著 者 栗原 毅
発行者 村上雅基
発行所 株式会社PHP研究所
京都本部 〒601-8411 京都市南区西九条北ノ内町11
〔内容のお問い合わせは〕教育出版部 ☎075-681-8732
〔購入のお問い合わせは〕普及グループ ☎075-681-8818
印刷所 図書印刷株式会社


ISBN978-4-569-84647-7